李世增，（1940年3月～）首都醫科大學教授，主任醫師，北京市級老中醫專家學術經驗繼承工作指導老師，第五批國家級名老中醫。從事中醫藥臨床、教學、科研工作46年。

李老出生于中醫世家，祖父、伯父皆以行醫為生。李老少時即隨伯父侍診，抄寫方藥。1966年畢業于北京中醫學院中醫專業，于北京中醫醫院實習期間，跟隨內科大家關幼波、脾胃病專家鮑友麟等大師實踐。1967年至1979年，先後參加北京醫療隊赴基層農村服務；先後擔任內蒙古烏達礦醫院中醫科主任、烏達礦務局醫院副院長、烏達市中醫院院長，事中西醫結合醫療實踐工作。1980年調至北京聯合大學藥學院，從事中醫教學、科研與醫療工作。

李世增

临证验案精选

刘仁慧　主编　李世增　审阅

学苑出版社

图书在版编目(CIP)数据

李世增临证验案精选／刘仁慧主编；李世增审阅.—北京：
学苑出版社，2013.5
（全国名老中医医案医论医话精选丛书）
ISBN 978-7-5077-4275-6

Ⅰ.①李…　Ⅱ.①刘…　Ⅲ.①医案-汇编-中国-现代
Ⅳ.①R249.7

中国版本图书馆 CIP 数据核字(2013)第 087135 号

责任编辑：陈　辉　付国英
出版发行：学苑出版社
社　　址：北京市丰台区南方庄 2 号院 1 号楼
邮政编码：100079
网　　址：www. book001. com
电子信箱：xueyuan@ public. bta. net. cn
销售电话：010-67675512 67678944 67601101（邮购）
经　　销：新华书店
印　刷　厂：北京市广内印刷厂
开本尺寸：890×1240　1/32
印　　张：6.25
字　　数：160 千字
印　　数：1—3000 册
版　　次：2013 年 5 月第 1 版
印　　次：2013 年 5 月第 1 次印刷
定　　价：22.00 元

李世增学术经验简介

——代前言

李世增，男，1940年3月14日出生于北京，首都医科大学教授，主任医师，国家级第五批老中医专家学术经验继承工作指导老师、北京市级第四批老中医专家学术经验继承工作指导老师，从事中医药临床、教学、科研工作46年。

李老出生于中医世家，其祖父、伯父皆以行医为生。李老少时即随伯父侍诊，抄写方药。1960年，他以优异的成绩考入北京中医学院（现北京中医药大学）中医专业，开始6年制中医学高等教育学习。1965年至1966年于北京中医医院实习期间，跟随内科大家关幼波、脾胃病专家鲍友麟等临床实践。1967年，先后参加北京医疗队赶赴湖北农村进行流脑防治、"626医疗队"赴甘肃农村开展医疗卫生服务。1968年至1980年，先后担任内蒙古乌达矿区医院中医科主任、乌达矿务局医院副院长、乌达市中医院院长，从事中西医结合医疗实践工作。1980年调至北京联合大学中医药学院（现首都医科大学中医药学院），从事中医教学、科研与医疗工作，曾任温病学教研室主任，研发"中医题库软件温病题库"，获北京市科技进步三等奖；主管教务处教学管理工作，并坚持在一线教学，讲授《温病学》、《中医内科学》、《中医文献检索》等课程。1995年经北京市卫生局派遣，赴日本带研修生。1999年至2005年受香港北京同仁堂聘请，在香港进行学术交流及诊疗工作，并获得香港注册中医师资格。2005年返京，至今坚持从事中医诊疗工作。

李老出身医门，一生勤学不懈，学识渊博，医术精湛。其深得家传师授，临证46载，临床特色鲜明，擅长治疗内科杂病，尤其对脾胃病、肺系病、心脑血管病颇具心得，在妇科、男科、皮肤诸科亦创见独到，并对成人亚健康状态的调治有独特的辨识与疗效。

李老独特的医疗经历形成了鲜明的学术特色：

1. 五诊合参，辨病与辨证结合：要提高临床疗效，诊病是否正确非常重要。李老认为，中西医结合之关键，在于辨证与辨病、宏观与微观相结合。对微观检测，即现代各种检验手段，中医应该重视吸收，用之有度，规范内容。李老大胆设想并尝试，提出在中医四诊的基础上，增加"验"诊内容，丰富为"五诊"学说，但告诫验诊须"有度"，须规范其内容，使之符合准绳。

2. 顾护脾胃，善治胃病：继承诸家脾胃学思想，临床注重保护脾胃，善治胃病。特别在治疗慢性胃炎（慢性浅表性胃炎、慢性萎缩性胃炎）方面，注重辨病施治，同中求异，应用清、润、和、补、化瘀等法，用药注重清、轻、简而不再伤胃之虞，临床效果显著。

3. 用药灵活，善用药对：用药突出中医简、便、效、廉优势，主张用药可杂而不乱，理法方药一气贯通。临证处方时多将古今数个方剂化裁而成，时用原方，时采其意；用药善用甘寒，少用苦寒；善用药对，药味常成对出现，或寒热并用，或升降相因，或气血并调，或散收互补，多而不乱，主次分明，配合巧妙，浑然一体，达到了相辅相成或相反相成的目的。

4. 中西结合，兼容并蓄：在中医与现代医学并存的时代，中医学不仅不再是"独此一家"，甚至有被异化、被取代的危险，故中医工作者不仅要着眼于内部的交流与学习，还应尽可能多地学习和掌握现代医学知识及现代诊疗技术，扩大知识面，不断吸取现代医学、科学的养分，将他人之长为我所用，不断发展与完善自己。李老倡导，当今为医者不可各执一端或固守门户之见，应博采众家之长，因人、因地、因时治宜，辨证论治，治病求本，且精诚团结，通力合作，取长补短，树立良好的中医形象。

5. 与时俱进，创新"三宝"思想：针对现代社会疾病谱的明显变化，如患有心理疾病、心脑血管疾病、肿瘤、免疫性疾病、疑难疾病、亚健康者比例逐年提高，认为上述疾病多归属中医心系、脾胃、肝系疾病的范畴，从而提出护心、清肝、醒脾的"三宝"思想，并根据人体精气神如何保养，精神如何调摄、体内的浊邪如何排除，创立系列方药以达到"宝"心、肝、脾之目的，此为李老在临床上不断探索的核心，同时在药物治疗与精神调摄、体质锻炼等方面，结合临证不断实践。

本书的出版，是由北京中医药薪火传承"3+3"工程二室一站建设项目——李世增老中医传承工作站（项目号 2012-SZ-C-42），以及北京市优秀人才培养资助项目——名老中医李世增教授学术精华及临床经验传承研究（项目号 2012E005018000005）资助，在此深表感谢。一并感谢首都医科大学中医药学院对于此书出版的帮助。

笔者作为李老的学术继承人，深感幸运能拜师于李老门下，随师侍诊，聆听教诲，对其治愈许多顽疾固疴的医例感受尤深。师恩深厚，无以为报。今在李师指导下，围绕李老学术、临证之精华，精选其临证医案进行整理并加按，编撰成书，挖掘剖析李老学术思想及临证经验，公诸于世，以与同道共享。其间纰漏在我，是学力未达也，望同道指正共勉。

李世增教授学术继承人

刘仁慧

2012 年 12 月

目　　录

第一章　肺系疾病

时行感冒
（流行性感冒）

韩某某，男，65岁。2006年12月17日初诊。

主诉：发热4日，咳嗽1日。

患者经常患感冒，多自服抗感冒药治疗，症状5～7天基本消失，然稍有不慎则易感风寒复发。发作时头身疼痛，身困乏力，鼻塞，流清涕，时或咳嗽。2次感冒间歇数日至数十日不等，颇感痛苦。此次感冒发热4日，初起恶寒发热，鼻塞，头身疼痛，肢体酸痛，自测体温高达39℃。于北京某医院就诊，查血常规WBC $10.9×10^9$/L，中性粒细胞84%。给予抗生素（拜复乐）静脉输液治疗3日。每日药后则汗出，体温可恢复正常，但2h后体温逐渐升高，可达39℃，伴微恶寒，周身酸痛，西医治疗疗效不佳，求诊于中医，并于就诊当日开始咳嗽、咽痛。病初小便黄赤，大便干，但自服清热解毒口服液后，大便转溏，日1～2次。查体温38.7℃。舌红，苔黄白；脉浮稍数，兼弦。

有慢性浅表性胃炎、肺纤维化、肺结节病病史。

中医诊断：时行感冒（病位卫分，初入气分）。

西医诊断：流行性感冒。

治则：疏散兼清解。

处方：银翘散加减。桑白皮10g，黄芩10g，苦杏仁10g，金银花15g，连翘12g，牛蒡子10g，芦根10g，白茅根20g，桔梗10g，薄荷后10g，玄参12g，淡竹叶6g，丝瓜络6g，青蒿6g，浙贝母 10g，荆芥 6g，生甘草 6g。水煎服，日 1 剂。（处方中"后"指"后下"，"先"指"先煎"。后同。）

随访：患者服药 3 剂而发热止，头身疼痛、咳嗽、咽痛等症明显缓解，共服药 6 剂而愈。

【按语】感冒之症，虽为小恙，但治疗不及时则变症丛生，甚则伤及生命，或伤正而难愈。本案属习惯性感冒，多由卫气不固，外邪乘虚易感。因病发恰值流感盛行之时，感受时邪病毒，经口鼻或皮毛而入，正邪交争，发热恶寒；卫气被郁，不通则痛，故身痛；邪未外泄，病毒熏蒸于上，故头痛；邪毒袭肺，肺气不宣，故咳嗽；邪毒伤及阴血，故舌质红，苔黄白；邪毒在卫表，故脉搏浮数。因时行感冒属于温病的范畴，是由时行病邪即戾气引起的一种外感热病，具有一定的传染性、流行性，其不同于普通感冒，治疗需疏散解表同时伍以清热解毒之品。正值病在卫分，当以银翘散为主方，达疏风兼清热解毒之功。加桑白皮、黄芩、苦杏仁，清降宣泄并用，祛邪同时重在调整肺脏之功能；李老治疗外感发热善用薄荷配青蒿、丝瓜络，重在引时邪从肌表透发而解；玄参、白茅根清热养阴凉血；浙贝母清肺止咳。诸药合用，疏散兼顾清解，卫分用药兼顾气、血、营分。李老特色尤体现在应用恢复肺脏宣肃之药桑、芩、杏之类，使肺脏得以正常宣散卫气，发挥其护卫肌表之功。

另注：李老治疗温热病患者病在卫分而见高热，善以薄荷、青蒿、丝瓜络合用，引邪外出而退热。青蒿味苦微辛，性寒、无毒，气禀芳香，其药性平和，副作用小。青蒿之所以在温病中具有较好的药用价值，因具有清热、解暑、除蒸、化湿诸多功用，青蒿苦而不伤阴，寒而不碍湿，气味芳香而化浊，质轻清而透邪。在温病邪在卫分、气分、营分、血分各个阶段中随机灵活配伍，可收到良好效果。其治外感热病，与丝瓜络、薄荷相伍为固定药对。青蒿芳香清热透络，导邪外出，合用疏散风热、温热之邪的薄荷，加强清宣泄热、疏散透邪之力；丝瓜络入络搜邪，同时常配伍玄参，泄热存阴，与青蒿、薄荷共用，则滋中有清，清中能透，养阴而不敛邪，祛邪而不伤正。合用治疗温热病的常用方药，如银翘散，则增强清热退热之疗效。

感 冒
（上呼吸道感染）

武某，女，40岁。2011年1月21日初诊。

主诉：鼻塞流涕，咽痒，咳嗽3日。

3日前突然发热恶寒，鼻塞流涕，头痛，咽痒，咳嗽，曾服速效感冒胶囊，药后汗出而热解。现无发热，稍恶寒，咽痒、咽痛，咳嗽，咯少量白黏痰，鼻塞流涕，伴口干、口苦，烦躁，饮食乏味，便干。查咽红。舌红，苔薄黄；脉浮稍数。

慢性咽炎病史10余年。

中医诊断：感冒（风热）。

西医诊断：上呼吸道感染。

治则：辛凉解表，宣肺清热。

处方：①金银花20g，连翘12g，桑叶10g，牛蒡子10g，桔梗10g，炙杷叶10g，桑白皮10g，黄芩10g，大青叶6g，芦根10g，橘红10g，炒苏子10g，白茅根20g，川贝母6g，浙贝母6g，丝瓜络6g，生甘草6g。水煎服，日1剂。②贡菊15g，麦冬15g，桔梗15g，胖大海15g，生甘草15g。1剂，分10次，泡水代茶饮。

随访：3剂药后诸症悉除。

【按语】感冒之证，辨证主要从寒热两端。但因诸多原因，如气候变暖、冬季室内暖气或空调的应用、饮食多膏粱厚味等，即使感受风寒，亦很快入里化热。故当今临证之时，风热感冒居多。风热犯肺，热蒸肌表，腠理疏松，故发热汗出；风热袭肺，肺窍不利，则鼻塞流涕，肺失清肃则咳嗽吐痰；风热之邪，化火伤阴，故口干咽痛、烦躁；肺热移于大肠则便干；舌红，苔黄及脉浮数，均为外感风热之邪不解之象。处方以金银花、连翘、大青叶辛凉解表、清热解毒；桑叶、牛蒡子疏风清热；桔梗、甘草、牛蒡子宣肺清热利咽；炙杷叶、桑白皮、黄芩、橘红、炒苏子、川浙贝清肺止咳、化痰散结；芦根、白茅根清热生津止渴；丝瓜络宣通肺络。诸药共成疏风解表，清热宣肺之功。

　　因患者有慢性咽炎病史，发病症见咽痒、咽痛，为更有效的消除咽部不适症状，李老同时给予其茶饮方。李老在临床调治慢性咽炎为主的咽病过程中，经长期实践，立法三种药茶——清咽饮、清凉饮、清补饮，嘱患者每日坚持泡水代茶频饮，可起到局部用药兼整体调理之双重疗效。其特点在于药味少、用量小，滋味佳，用药便，花费少，疗效佳。①清咽饮基本方：桔梗、菊花、麦冬、甘草各15g，分10~15次泡水代茶。方中麦冬善滋肺胃之阴、利咽消肿；菊花疏散风热、清肺润肺；甘草、桔梗两药配伍宣肺祛痰、解毒利咽、消肿排脓，且桔梗为舟楫，升载诸药，为咽喉专用药。诸药合用，共奏滋阴润燥、清热解毒、利咽消肿之功。②清凉饮：若热毒咽痛者，清咽饮基础上加胖大海15g。兼肝热，清咽饮基础上加夏枯草15g。③清补饮：肝肾不足，阴虚者，清咽饮基础上加枸杞子30，枸杞子善滋补肝肾之阴，与前药合用，祛邪而不伤正、滋阴而不恋邪，共奏滋阴清热泻火之功。若气阴两虚者，清咽饮基础上加益气滋阴清热之西洋参15g。

感冒后肌肉痛
（胃肠型感冒）

陈某某，男，62岁。1986年8月16日初诊。

主诉：周身肌肉疼痛而沉重，尤以四肢为重半月。

半月前因途中冒雨，继而发热恶寒，经某医院诊为感冒，服药后，发热恶寒除，但仍周身疼痛不减，尤四肢为重，伴胸闷，大便溏，日1～2次。舌苔白滑；脉缓无力。

中医诊断：感冒风寒夹湿（湿阻表里，气机不畅）。

西医诊断：胃肠型感冒。

治法：芳香化湿，宣通表里。

处方：二加减正气散加减。藿香10g，陈皮10g，茯苓15g，厚朴10g，苦杏仁10g，茵陈15g，苍术10g，防己10g，防风10g，生薏米30g，熟薏米30g，炙甘草6g。水煎服，日1剂。

随访：服药3剂，痛除病愈。

【按语】吴鞠通将治疗感受四时不正之气，辟秽化浊之名方藿香正气散加以化裁，取藿香、陈皮、茯苓、厚朴四味药为主药，根据湿热轻重及兼证不同，加味成为五个加减正气散，作为治疗湿温病升降中焦的系列方剂。其中二加减正气散证，是用于湿邪郁阻表里之候，故加木防己、大豆卷以祛肌肤经络之湿邪而止身痛；加通草、薏仁以增强健脾利湿之力。李老以二加减正气散之主旨，加苦杏仁宣通肺气，防风祛除在表之风寒湿邪，茵陈清利中焦湿热，苍术健脾燥湿，并用祛除表里之湿邪。诸药并用，宣通表里，祛除表里之湿邪，故周身之肌肉疼痛沉重均缓解。

感冒后咳嗽
（上呼吸道感染）

王某某，男，13岁。2009年10月27日初诊。

主诉：咽痛、咳嗽5天。

自述1周前感冒，头痛、鼻塞，无发热，服感冒清热颗粒治疗后好转；5天前开始出现咽痒，咽痛，咳嗽，夜间加重，少量黄白痰，难以咯出，伴口咽干燥，纳可，眠佳，二便正常。查：咽红，扁桃体Ⅱ°肿大。舌淡红，苔薄白微黄；脉细数。

中医诊断：咳嗽（风燥伤肺）。

西医诊断：上呼吸道感染。

治法：疏风清肺，润燥止咳。

处方：桑杏汤加减。桑白皮 10g，黄芩 10g，苦杏仁 10g，炒苏子 6g，桑叶 10g，菊花 10g，炙百部 6g，全瓜蒌 15g，川贝母 6g，浙贝母 6g，清半夏 6g，桔梗 6g，茯苓 10g，橘红 6g，连翘 10g，芦根 10g，丝瓜络 6g，生甘草 6g。水煎服，日 1 剂。

7 剂药后复诊，言诸症皆消。

【按语】本案正值秋季发病，尚属"温燥"范畴。患者感受秋燥时邪，风燥伤肺，肺失清润，故见咳嗽痰少；燥热伤津，则口咽干燥，痰黏稠难咯；咽喉为肺之门户，燥热伤之，则咽痒咽痛；舌淡红，苔薄白，属外感之征；脉细数，温燥伤阴所致。李老治疗咳嗽，善以桑白皮、黄芩、苦杏仁、炒苏子四药清、泻、宣、降诸法相配，重在恢复肺脏正常之宣发肃降功能。川浙贝合桑叶、苦杏仁仿桑杏汤立法，治以轻宣燥热、宣降肺气、润肺止咳化痰。桑叶、菊花、苦杏仁、连翘、桔梗、甘草、芦根为桑菊饮方中主药，善清宣肺卫以止咳，因表证非风热致者，故薄荷不用。配橘红、半夏、茯苓、甘草仿二陈汤立法；配全瓜蒌，以加强润燥化痰止咳之功。此外，丝瓜络善通络祛风，《本草再新》曰"通经络，和血脉，化痰顺气"，为佐使之用。诸药相合，共奏疏风清肺、润燥止咳之功。

小儿咳嗽 1

（上呼吸道感染）

陈某，男，7 岁。1990 年 8 月 17 日初诊。

主诉：咳嗽 3 日。

1 周前感冒发热，经治疗基本痊愈。3 天前开始咳嗽，逐日加重，有痰难咯，面赤唇红，小便赤，大便干燥。舌红苔黄；脉象滑数。

中医诊断：咳嗽（肺胃蕴热型）。

西医诊断：上呼吸道感染。

治则：清宣肺胃热邪，通降肠腑滞热。

处方：清金宁胃汤加减。炙麻黄3g，苦杏仁6g，生石膏_先30g，炙杷叶6g，牛蒡子_研6g，桑白皮6g，连翘10g，炒莱菔子6g，熟大黄3g，芦根10g，炙甘草3g。水煎服，日1剂。

随访：药进3剂，热退咳减，再进3剂咳止。

【按语】小儿咳嗽一病，为临床常见病、多发病，中医临证可分风寒咳嗽、风热咳嗽、痰湿咳嗽、燥热咳嗽，以及阴虚咳嗽等证型。李老临证体会，小儿咳嗽由于肺胃蕴热、肺失肃降引起的为数很多。这是由于小儿常因饮食失节、护理失当引起胃肠停滞生热，甚而腑气不通，肺与大肠相表里。因此，在清宣肺热的同时，清胃肠滞热、通降腑气尤为重要。因为腑气一通则肺热下行，且能排泄毒热。这里所说的通降，不是泄大便，而是通降腑气，使其热毒积滞从二便排出。

李老自拟清金宁胃汤为主方，临床随证加减，治疗小儿肺胃蕴热型咳嗽，效果满意。清金宁胃汤方：炙麻黄3g、苦杏仁6g、生石膏30g、炙杷叶6g、炙桑白皮3g、连翘10g、研牛蒡子6g、炒莱菔子6g、熟大黄3g、芦根10g、炙甘草3g。此为4～7岁用量，临证可加减用量。日服1剂，早晚服，小儿酌情1剂煎2次，分3～4次服完。兼症加减用药：咽痛者加玄参、射干；发热者加薄荷、金银花；扁桃体肿痛者加板蓝根、桔梗；咳甚加百部；咳久不愈而反复者加百部、炙紫菀、款冬花；咳而喘者去牛蒡子加葶苈子、紫苏子；呕恶者加竹茹、半夏；小便色赤者加车前子；大便秘结者去熟大黄加生大黄；发疹者加玄参、生地黄、丹皮；停食者加焦三仙；厌食者加生谷麦芽；痰多者加海浮石；

气虚者加太子参；阴虚者加北沙参。

清金宁胃汤适应于小儿咳嗽，症见咳嗽或兼有喘粗，咳声不畅，口燥咽干，痰黄难咯，口渴，尿黄，大便干燥，或发热，或有汗或无汗，舌苔薄黄，舌尖红，或舌红；脉数。以肺胃蕴热，肺失肃降为主要病机。检查要点：①患儿多为急性支气管炎，或素有慢性支气管炎急性发作或继发感染；②就诊时胸部听诊多不明显，偶有少许散在的干湿啰音及哮鸣音，呼吸音较粗；③白细胞计数检查多正常，如兼有细菌感染者白细胞增高；④X线检查无特殊征象，时有可见双侧肺纹理增粗。

关于麻黄与石膏的用量，治疗小儿咳喘，一般麻黄的用量与石膏用量之比为1：10，取其开肺平喘而不过汗伤津。此外，在临证中，因为心肺同居上焦，为了防止热入心包，亦可视其病情，适当早投牛黄清心丸，可防中毒性肺炎危症，而不必拘泥热入心包才用。

小儿咳嗽 2

（急性支气管炎）

倪某某，女，8岁。2008年3月10日初诊。

主诉：咳嗽20余天。

患儿20天前开始出现咳嗽，始咯痰色白，而逐渐变为大量黄绿痰，症见咳嗽连连，咳声重浊；大便干，数日一行，甚则肛裂带少量鲜血；自觉手心热，反复自查体温无异常。查：两肺呼吸音粗。胸透示：双肺纹理增粗。曾口服抗生素、止咳类中成药治疗，病情无明显好转。舌尖红，苔薄黄；脉浮细。

中医诊断：咳嗽（肺热壅盛）。

西医诊断：急性支气管炎。

治则：清肺化痰止咳，兼疏散。

处方：桑白皮 6g，黄芩 6g，玄参 6g，麦冬 6g，百合 10g，桑叶 10g，菊花 10g，炙杷叶 6g，连翘 10g，芦根 10g，白茅根 12g，瓜蒌皮 10g，川贝母 6g，浙贝母 6g，焦三仙_各6g，炙内金 3g，丝瓜络 6g，生甘草 6g。水煎服，日 1 剂。

复诊（3 月 17 日）：服药 1 周后，咳嗽消失，少量黏痰，无鼻塞，易疲劳，大便 2 日一行，质偏干。舌淡红，苔薄白；脉弦细。药已中的，守方加减治之，前方加熟大黄 6g，继服 6 剂而愈。

【按语】肺为娇脏，不耐寒热，外主皮毛，最易受邪，不行表散则邪气恋而不解；或余邪未清，郁闭肌腠，肺失肃降，上逆为咳。此患儿初感风寒，但病已 20 余日，风寒入里化热，肺热壅盛，故咳嗽，咯吐大量黄绿痰；肺热移于大肠，故便干、肛裂；浮脉之象，提示在表之邪尚未全解。处方桑白皮、黄芩、连翘清泻肺热、清热解毒；玄参、麦冬、百合清热养阴止咳，增液行舟；桑叶、菊花疏肺清热止咳；炙杷叶、瓜蒌皮、川浙贝清肺化痰止咳；芦根、白茅根清肺胃之热，生津凉血；丝瓜络以通肺络；焦三仙、炙内金运胃肠停滞，佐以生甘草和药。诸药清肺化痰止咳，兼轻疏散表，既无攻克过度之弊，又有启门逐贼之势，是以客邪易散，肺气安宁。复诊加熟大黄，增强清胃肠滞热、通降腑气之功。因肺与大肠相表里，肺热易移热于大肠，且小儿常因饮食失节易胃肠停滞生热，腑气不通。在清宣肺热的同时，运胃肠停滞、清胃肠滞热、通降腑气尤为重要。腑气一通则肺热下行，且能排泄毒热。

咳 嗽 1
（慢性支气管炎急性发作）

张某某，男，78 岁。2010 年 8 月 27 日初诊。

主诉：咳嗽反复发作 10 余年，加重 1 周。

患者素有咳嗽之疾，每至冬季加剧。1 周前咳嗽加重，咳声重浊无力，咯吐大量黄痰，白日咳嗽甚于夜间，伴胸闷，疲乏无力，少气懒言。习惯性便秘史，大便5～6日一行，每3日服碧生源肠润茶通便，可排软便，但自觉排便无力；小便正常。无发热，眠可，纳少，双手轻度颤抖。于北京某医院查胸片：慢性支气管炎改变伴双下肺部少许炎性改变，抗生素静脉滴注3日无明显改善。舌嫩，苔黄白，滑，剥苔；脉细弦。

慢性支气管炎病史10余年，帕金森病史6年。

中医诊断：咳嗽（肺气不足，痰热壅盛）。

西医诊断：慢性支气管炎急性发作。

治则：培土生金，清肺化痰止咳。

处方：太子参20g，茯苓12g，炒山药20g，桑白皮10g，黄芩10g，川贝母6g，浙贝母6g，姜半夏10g，橘红10g，炙紫菀10g，炙冬花10g，豆蔻6g，炒莱菔子6g，焦三仙各10g，炙内金6g，芦根10g，丝瓜络6g，炙甘草6g。水煎服，日1剂。

二诊（9月3日）：服上方7剂后，咳嗽明显减轻，咯痰减少，仍胸闷气短，烦热，疲乏，不欲饮食，大便干。舌红，苔黄厚，中剥苔，水滑；脉细，微弦，沉取无力。前方去芦根，加白术、全瓜蒌。

处方：太子参20g，茯苓12g，炒山药20g，桑白皮10g，黄芩10g，川贝母6g，浙贝母6g，姜半夏10g，橘红10g，炙紫菀10g，炙冬花10g，豆蔻6g，炒莱菔子6g，焦三仙各10g，炙内金6g，白术10g，全瓜蒌20g，丝瓜络6g，炙甘草6g。水煎服，日1剂。

三诊（9月10日）：服上方7剂后，偶咳嗽，黄痰减少，胸闷、气短减轻，易疲乏，口干，不欲饮食，便干。舌嫩红，苔黄，花剥苔；脉细，微弦，沉取无力。上方去焦三仙易以生谷麦芽，加生黄芪、熟大黄。

处方：太子参30g，茯苓12g，炒山药20g，桑白皮10g，黄芩 10g，川贝母 6g，浙贝母 6g，姜半夏 10g，橘红 10g，炙紫菀 10g，炙冬花 10g，豆蔻 6g，丝瓜络 6g，生黄芪 15g，生谷芽 10g，生麦芽 10g，炒莱菔子 6g，生白术 10g，炙内金 6g，熟大黄 10g，全瓜蒌 20g，炙甘草 6g。水煎服，日 1 剂。

四诊（9 月 17 日）：咳嗽减轻，痰少，黏稠，纳少，便干。舌嫩红，剥苔；脉弦细。前方生黄芪由 15g 增至 20g，加苦杏仁 10g，加强益气、宣肺止咳之功。

太子参 30g，茯苓 12g，炒山药 20g，桑白皮 10g，黄芩 10g，川贝母 6g，浙贝母 6g，姜半夏 10g，橘红 10g，炙紫菀 10g，炙冬花 10g，豆蔻 6g，丝瓜络 6g，生黄芪 20g，生谷芽 10g，生麦芽 10g，炒莱菔子 6g，生白术 10g，炙内金 6g，熟大黄 10g，全瓜蒌 20g，苦杏仁 10g，炙甘草 6g。水煎服，日 1 剂。

五诊（9 月 24 日）：仅夜间偶咳嗽，咯少量黄黏痰，白日少咳，纳少，便干。舌嫩红，剥苔；脉弦细。前方去豆蔻，加厚朴 10g，炒莱菔子加至 10g，全瓜蒌增至 30g，加强行气通腑之力。

处方：太子参 30g，茯苓 12g，炒山药 20g，桑白皮 10g，黄芩 10g，川贝母 6g，浙贝母 6g，姜半夏 10g，橘红 10g，炙冬花 10g，炙紫菀 10g，厚朴 10g，炒莱菔子 10g，生黄芪 20g，生谷芽 10g，生麦芽 10g，炙内金 6g，生白术 10g，全瓜蒌 30g，熟大黄 10g，苦杏仁 10g，丝瓜络 6g，炙甘草 6g。水煎服，日 1 剂。

六诊（10 月 8 日）：白日基本无咳嗽，仅夜间睡前偶咳，少痰；平时涎唾多，纳食差，大便干燥。舌嫩红，水滑剥苔；脉细弦，沉取无力。病情稳定，坚持培土生金，兼清肺止咳。

处方：生黄芪 20g，炒山药 30g，莲子肉 12g，茯苓 12g，百合 10g，川贝母 6g，浙贝母 6g，黄芩 10g，桑白皮 10g，苦杏仁 10g，丹参 15g，太子参 30g，炙内金 6g，焦三仙各 10g，全瓜蒌 20g，炙紫菀 10g，生甘草 6g。水煎服，日 1 剂。

七诊（10 月 15 日）：病情稳定，偶尔咳嗽，少痰；流涎减少，纳少，纳食不馨，夜尿频，大便不干，3日一行。舌质偏暗，花剥淡黄腻苔；脉细，沉取无力。

处方：党参12g，山药20g，白术10g，茯苓10g，白扁豆10g，陈皮10g，炙紫菀10g，炙冬花10g，川贝母6g，浙贝母6g，姜半夏6g，枸杞子20g，菟丝子10g，苦杏仁10g，瓜蒌仁12g，厚朴6g，黄精12g，焦三仙各6g，炙内金6g，豆蔻3g，丝瓜络6g，炙甘草6g。水煎服，日1剂。

随访：前方继服14剂，停药后随访半年，病情稳定。

【按语】中医对咳嗽的认识由来已久，一般将咳嗽分为外感咳嗽和内伤咳嗽两大类。咳嗽之病因，一是外感六淫之邪；二是脏腑之病气，均可引起肺气失于宣肃，迫气上逆而作咳。本案久病咳嗽（慢性支气管炎每至冬季感寒后急性发作10余年），素有肺脾两虚，卫外不固，故易外感六淫而病情加剧，其病位非单独在肺脏，即"五脏六腑皆令人咳，非独肺也"。对此类咳嗽的治疗，除直接治肺外，重点应从整体出发，综合调治。辨证本例病患，本虚以肺脾气虚为主。治疗以太子参、茯苓、山药补益肺脾之气，兼以养阴，山药尚敛肺止咳；焦三仙、炙内金、炒莱菔子、豆蔻消食健脾和胃，可助脾运胃纳。脾气健运，一能培土生金，肺气充足；二可运化水湿，杜绝生痰；三可助卫气，防外邪内侵。而病患之标，为外邪侵肺，痰热壅盛。治肺之疾患咳、喘、痰，需首先复其清肃之令，顺本脏固有生机，因势利导，使内伏之恋邪与蓄积之痰有其出路。处以桑白皮、黄芩清泄肺热；橘红合半夏燥湿化痰，炒莱菔子降气化痰；川浙贝、炙紫菀、款冬花清肺化痰止咳；佐以丝瓜络宣通肺络；芦根清肺热，善排脓消痈。诸药配伍，共奏补肺健脾、清肺化痰止咳之功，乃标本兼治之法。二诊，病情好转，守方加减，去芦根，加白术以增强健脾固卫之力，加全瓜蒌以清肺化痰，并润肺肠之燥。三诊咳痰之症好转，仍守前方，加生黄芪旨在进一步健补肺脾之气，并以熟大黄合全瓜蒌润肠通便。四诊、五诊进一步加强行气通腑之力。六诊考虑患者流涎之症，属脾肾固涩不足，更加莲子肉健脾固肾摄涎，病久必累及血分，以丹参活血通络。后诊均守补益肺脾之气，助脾运，清肺化痰止咳之立法，根据病情适当加减，并注意阴阳并补。患者久病体弱，阴阳俱不足，在咳痰基本消失后，培本固本之功尤其重要。

咳 嗽 2
（支气管炎）

李某某，女，41 岁。2011 年 9 月 24 日初诊。

主诉：咳嗽 3 月余。

患者咳嗽已有 3 月余，咯痰不爽，吐白黏痰。曾于某医院胸透示：双肺纹理增粗，诊为支气管炎，给予抗生素（头孢拉定）、急支糖浆等治疗，病情无明显好转，咳嗽连连，夜间无法安睡，遂来诊。症见：阵发性呛咳连连，咽痒，气急胸闷，咯少量白黏痰，心悸气短，困倦乏力，大便成形，日 1 次。查：两肺呼吸音粗。舌胖大，舌质暗，边有齿痕，苔薄；脉弦细。

中医诊断：咳嗽（肺热不清，肺失肃降）。

西医诊断：支气管炎。

治则：清热宣肺，止咳化痰。

处方：止嗽散、生脉散、二陈汤等合方加减。太子参 20g，麦冬 10g，五味子 6g，丹参 15g，桑白皮 12g，黄芩 10g，苦杏仁 10g，炒苏子 10g，炙紫菀 10g，炙冬花 10g，川贝母 10g，桔梗 10g，茯苓 15g，清半夏 10g，炙百部 10g，丝瓜络 6g，陈皮 10g，生甘草 6g。水煎服，日 1 剂。

随访：连服 14 剂告愈。

【按语】咳嗽一证，多为肺失宣降，肺气上逆而致。虽"五脏六腑皆令人咳","然必传之于肺而始作",故治疗重点不离于肺。李老治疗咳嗽,善以桑白皮、黄芩、苦杏仁、炒苏子四药清、泻、宣、降四法相合,重在恢复肺脏正常之宣发肃降功能;配炙紫菀、款冬花、川贝母、百部清肺、润肺化痰;桔梗合甘草清利咽喉,化痰止咳;二陈汤(陈皮、半夏、茯苓、甘草)健脾化痰;丝瓜络宣通肺络。诸药合用,正如《医学心悟·咳嗽》所言:使肺之"宣降有序,诸症皆无"。

　　本案尚需注意:咳嗽日久,可能会影响心脉。因心为"君主之官",主血脉,是血液运行的原动力所在;肺为"相傅之官",对心行血起着辅助作用。肺主气,气行血行,肺主一身之气,心主一身之血。血液的运行必须依赖于气的推动。而肺朝百脉,赵献可《医贯》指出:"肺之下为心,心有系络上系于肺。肺受清气,下乃灌注"。若肺之宣发肃降功能失常,日久必影响心主血脉之功能,出现心失所养,心悸、气短类症状出现。李老善以生脉散为养心之基本方,根据患者阴阳气血之不足,调整方中参药之种类。如此案患者,肺热不清,兼有伤阴之象,用以温燥之人参或党参不宜,以太子参代之,合麦冬、五味子养心安神,合丹参、丝瓜络活血、养血通络。而太子参、麦冬、五味子并补肺润肺、敛肺止咳,合前述诸药以心肺并调,故疗效显著。

喘　证

(慢性喘息性支气管炎)

　　王某某,女,77岁。2005年3月3日初诊。

　　主诉:咳喘反复发作10余年,加重2年,现发作1月余。

　　自述患有慢性喘息性支气管炎10余年,每于秋冬季节受凉后发作。近2年咳喘发作频繁,症状加重,发则昼轻夜重,不能平卧,伴喉中痰鸣,难以入睡,咯吐大量白痰,现咳喘发作已1

月余，经治疗未见好转，求诊于李老。症见喘息气促，喉间痰鸣，咯吐大量白痰，清稀易咯，胸闷气促，疲倦乏力，腹胀，纳食不馨，无法平卧，二便正常。舌暗红，苔黄白厚腻；脉细，沉取无力。

中医诊断：喘证（肺气不足，痰浊壅肺）。

西医诊断：慢性喘息性支气管炎。

治则：益气健脾，化痰止咳。

处方：太子参 15g，清半夏 10g，瓜蒌皮 15g，苦杏仁 10g，炒苏子 6g，炒莱菔子 10g，厚朴 6g，炙紫菀 10g，炙冬花 10g，桔梗 10g，橘红 10g，生黄芪 15g，芦根 10g，白术 10g，茯苓 12g，炙杷叶 10g，焦三仙各10g，川贝母 6g，浙贝母 6g，生甘草 6g。水煎服，日 1 剂。

二诊（3 月 10 日）：药后咳喘明显减轻，仍咯吐大量白痰，已能平卧，仍腹胀，无矢气，大便日 1 次，偏干，排便不畅。舌暗红，苔黄白偏厚；脉细。宗前方加减，去桔梗、茯苓，加大腹皮、苏梗、麦冬、玄参、连翘，加强理气润燥通腑之功。

处方：太子参 15g，白术 10g，生黄芪 15g，大腹皮 10g，厚朴 6g，苦杏仁 10g，炒莱菔子 10g，苏梗 10g，芦根 10g，玄参 10g，麦冬 10g，炙紫菀 10g，炙冬花 10g，炙杷叶 10g，连翘 10g，焦三仙各10g，瓜蒌皮 15g，橘红 10g，清半夏 10g，川贝母 6g，浙贝母 6g，炒苏子 6g，生甘草 6g。水煎服，日 1 剂。

三诊（3 月 17 日）：气喘渐平，咳嗽减轻，痰量减少，大便日 1 次，便软。舌暗红，苔白；脉细数，沉取无力。药效明显，仍以前方加减，去大腹皮、芦根、玄参、麦冬，加茯苓 12g，厚朴由 6g 增至 10g，继服 2 周，以期巩固疗效。

处方：太子参 15g，白术 10g，生黄芪 15g，瓜蒌皮 15g，苦杏仁 10g，炒苏子 6g，炒莱菔子 10g，厚朴 10g，苏梗 10g，橘红 10g，茯苓 12g，炙杷叶 10g，炙紫菀 10g，炙冬花 10g，川贝母

6g，浙贝母 6g，连翘 10g，焦三仙各10g，清半夏 10g，生甘草 6g。水煎服，日 1 剂。

【按语】喘病的基本病机是气机的升降出纳失常，病情错杂者，每可虚实夹杂并见。但在病情发展的不同阶段，虚实之间有所侧重，或互相转化。本案属慢性喘息性支气管炎，病程日久，肺气不足，卫外不固，每因外感而发作；肺病及脾，子盗母气，则脾气亦虚，脾虚失运，聚湿生痰，上渍于肺，肺气壅塞，故为邪实正虚互见。邪实为痰浊阻肺，并兼有化热之象，治以清肺化痰降逆，以二陈汤合三子养亲汤，橘红、半夏、茯苓、甘草燥湿化痰、理气和中，炒莱菔子合炒苏子化痰降气平喘，因白芥子辛散走窜之性过强，非顽疾体壮邪实者慎用，而本案年事已高，正气不足，故弃用。苦杏仁为常用咳喘之要药，合炒苏子增强化痰止咳平喘；加炙紫菀合炙冬花以润肺止咳化痰；瓜蒌皮、川浙贝、炙杷叶清肺热，化痰止咳；芦根清肺胃之热；桔梗为舟楫之剂，载药上行，并化痰止咳。而正虚即为肺气不足，治以补肺益气、培土生金，以四君子汤治之，以气阴双补之太子参易人参，合白术、茯苓、甘草补益肺气，加黄芪加强补益之功，并合白术益气护卫。肺气壅滞，腑气不通而腹胀，以厚朴通腑降气除胀满；以焦三仙消食助运，合四君子汤以助脾胃健运，并补而不滞，消而不伤。诸药合用，扶正祛邪并用，相得益彰，故收显效。

哮　证

（过敏性哮喘）

白某某，男，54 岁。2008 年 2 月 25 日初诊。

主诉：喘憋反复发作 6 年，加重半年。

患者 6 年前因接触装修油漆等物出现喘息，伴胸闷，甚则不能平卧。服用氨茶碱等平喘药可缓解，但常因接触油漆等化学物及冷空气而导致喘憋反复发作。近半年病情加重，需每日用舒利迭（沙美特罗替卡松粉吸入剂）控制，仍日发作1～2次不等。症见鼻痒，多嚏，咳喘气促，胸闷，痰稠而黏、咯吐不利，咽红，喉间哮鸣音，二便正常，纳可。查：双肺呼吸音粗，布满哮鸣音；BP120/70mmHg（药后）。舌质暗，苔薄黄；脉弦数细。

慢性鼻炎、支气管哮喘、慢性咽炎、高血压病史。

中医诊断：哮证（热哮，兼气阴不足）。

西医诊断：过敏性支气管哮喘。

治则：益气养阴，化痰平喘。

处方：北沙参12g，麦冬10g，生黄芪15g，白术10g，茯苓12g，银柴胡10g，黄芩10g，苦杏仁10g，炙百部10g，车前子_包10g，地龙10g，丹参15g，桔梗10g，川贝母6g，浙贝母6g，黄精10g，防风10g，荆芥6g，丝瓜络6g，生甘草6g。水煎服，日1剂。

二诊（3月3日）：喘憋明显好转，冷空气刺激后稍觉憋闷，大便正常。舌暗，嫩红，苔中薄黄；脉细弦。守方加太子参15g继服。

处方：太子参15g，北沙参12g，麦冬10g，生黄芪15g，白术10g，茯苓12g，银柴胡10g，黄芩10g，苦杏仁10g，炙百部10g，车前子_包10g，地龙10g，丹参15g，桔梗10g，川贝母6g，浙贝母6g，黄精10g，防风10g，荆芥6g，丝瓜络6g，生甘草6g。水煎服，日1剂。

三诊（3月12日）：停用舒利迭，现仅每夜间9～10点间自觉咽痒、干咳。1周前开始鼻翼、口角生疮。舌暗红，苔薄白；脉弦细。前方去白术、麦冬、荆芥、黄精、丹参，加山药、桑白皮、炒莱菔子、首乌藤、合欢皮、橘红，加减服用14剂后，咳喘无发作。

处方：太子参20g，北沙参12g，生黄芪20g，山药30g，茯苓12g，银柴胡10g，黄芩10g，桑白皮10g，苦杏仁10g，炙百部10g，车前子_包10g，地龙10g，炒莱菔子10g，川贝母6g，浙贝母6g，桔梗10g，首乌藤15g，合欢皮15g，防风10g，橘红10g，丝瓜络6g，生甘草6g。水煎服，日1剂。

【按语】 过敏性支气管哮喘，中医称之"哮证"，认为痰饮伏肺是发病的主要病理因素，一旦感触诱因，伏痰留饮被引动，则痰随气升，气因痰阻，搏结于气道，使之狭窄，发为喘促哮喘。而现代医学认为其是一种过敏性疾病，吸入过敏源为其诱因。李老对于本病的治疗，提倡辨证、辨病相结合。在中医辨证论治的基础上，结合现代医学对本病的认识，在辨证选药同时结合辨病选用抗过敏药物，以达到殊途同归、邪去正安的目的。

李老对本病的辨病治疗吸取了名医祝谌予大师的经验方——过敏煎之立方精华。过敏煎由防风、银柴胡、乌梅、五味子、甘草各10g组成。临床用于变态反应性疾病的治疗。有报道用本方加味治疗过敏性鼻炎、荨麻疹、紫癜、过敏性咳喘等均有良好疗效。凡过敏试验阳性者，均可采用本方。动物实验证实过敏煎有明显抑制低分子右旋糖酐所致小鼠全身瘙痒反应；抑制组胺增加毛细血管通透性反应；降低蛋白过敏性休克及组胺休克的豚鼠死亡率。

李老吸取过敏煎之精华用于抗过敏治疗，但认为对于过敏性哮喘的治疗，过于酸敛不利于驱邪，且有碍于肺气的宣发，故多不用其中之乌梅、五味子。方中银柴胡，其性甘凉苦，清热凉血，《本草求原》曰："清肺、胃、脾、肾热，兼能凉血。治五脏虚损，肌肤劳热，骨蒸烦痛……"；《本经逢源》云："银柴胡，其性味与石斛不甚相远。不独清热，兼能凉血"。防风，性辛甘微温，归肺肝脾经，祛风胜湿止痒，《本草正义》谓："防风，通治一切风邪"，李老临证多与荆芥相须共用，增强祛风、御风之功。甘草功能清热解毒、补中益气、祛痰止咳,《本草汇言》曰:"甘草,和中益气,补虚解毒之药也。健脾胃,固中气之虚羸,协阴阳,和不调之营卫"。此外,车前子合地龙亦是李老治疗本病之常用药对,车前子甘淡,性微寒,善清肺祛痰;而地龙咸寒,善平定气喘,现代研究此药对具有祛痰镇咳平喘、抗炎、抗过敏之药效,相合共奏清肺祛痰、镇咳平喘之功。本例患者,本属气阴两虚,正气不足则卫外不固,李老在过敏煎加减的基础上,重在益气养阴,以调节患者体质,增强免疫力,故可达到抑制过敏性哮喘发作之目的。

肺痨咯血
(肺结核)

陈某,男,37 岁。2010 年 2 月 20 初诊。

主诉:咯血 5 月余。

自述 2009 年 9 月初因饮酒过度后出现少量咯血,色暗红,时干咳,饮冷、受凉后咳嗽加重,无胸痛,2 日前开始出现下午发热,查体温 38℃,近 1 周内出现盗汗。曾于当地医院查 CT 示:左肺上部空洞。1997 年诊断为肺结核空洞,经治疗后钙化。平素饮食不振,无遗精滑精,二便正常。舌尖红,舌质暗,偏瘦,苔薄黄;脉弦细数。

肺结核、慢性浅表性胃炎、荨麻疹病史。

中医诊断:肺痨咯血(气阴两虚)。

西医诊断:肺结核。

治则:益气养阴,止咳止血。

处方:太子参 20g,茯苓 10g,白术 10g,川贝母 6g,浙贝母 6g,仙鹤草 12g,炙紫菀 10g,炙冬花 10g,白及 6g,三七 6g,藿香 6g,清半夏 6g,阿胶珠 6g,炙百部 6g,焦三仙各 6g,陈皮

6g，豆蔻 6g，炙甘草 6g。水煎服，日 1 剂。

二诊（2 月 27 日）：药后精神振，食欲转佳，无咯血，咳嗽明显减轻，咯少量黄痰、黏稠，无潮热盗汗，下午自测体温正常。舌红，苔薄黄；脉弦细。药证相符，药已中的，原方继服。

三诊（3 月 5 日）：精神振，乏力明显好转，偶干咳，无痰，近日时觉腰酸痛。舌嫩红，苔薄白；脉弦细。前方去茯苓、豆蔻，加黄精、北沙参，阿胶珠及三七均增至 10g，加强滋阴益肾、养血止血之功。

处方：太子参 20g，北沙参 12g，黄精 12g，白术 10g，川贝母 6g，浙贝母 6g，仙鹤草 12g，炙紫菀 10g，白及 6g，三七 10g，清半夏 6g，炙百部 10g，藿香 6g，焦三仙各 10g，炙冬花 10g，陈皮 6g，阿胶珠 10g，炙甘草 6g。水煎服，日 1 剂。

【按语】肺痨之病因一为感染痨虫，一为正气虚弱。只有人体气血精津内虚，痨虫方能乘虚袭入肺系感受为病，更因正虚不足，染病往往迁延难愈。病位由肺日久影响到其他脏器，故有"其邪辗转乘于五脏"之说。病情迁延日久，阴损及阳，元气耗损，阴阳两亏，其虚损不仅在肺，久则累及脾肾。基本治则补虚培元、抗痨杀虫，补虚复其真元，杀虫绝其病根。正如本案患者，其病位虽在肺，但亦累及脾肾，尤其是脾胃，且其本有慢性浅表性胃炎病史，脾胃素虚，胃纳不佳，气血生化乏源。故治疗重视健脾益肺、培土生金。李老认为肺痨当培真元，首重肺脾，用药四君子汤，多以气阴双补之太子参替代温燥之人参、党参类更宜于病情；以藿香合半夏之辛开苦降，调整脾胃气机，助脾胃运化；焦三仙合豆蔻消食和胃，以助胃纳。补消并用，振奋脾胃之功能，益气血之源头。炙紫菀、款冬花、百部、川浙贝并用清肺润肺，止咳化痰；陈皮合半夏化痰止咳；白及、仙鹤草清热凉血、收敛止血，合三七加强止血之功，且止血不留瘀，并助新血化生；阿胶珠为滋养阴血兼止血之良药，肺痨之出血每为要药。

结合现代研究，方中之百部、白及、阿胶均对于结核杆菌具良好抑制作用。注意在肺痨伴咯血之证时，健脾之法尤其重要，健脾以助摄血；在咯血之证消失之后，酌情增加滋养肺肾之阴的药物。

风热喉痹
（急性咽炎）

周某某，女，37岁。2011年12月10日初诊。

主诉：咽痛1周。

1周前出现咽部干燥、灼热、疼痛，吞咽不便，鼻塞，流黄涕，伴头昏蒙，面部烘热感，大便日1次，便干。查：咽部黏膜充血肿胀。舌红，舌质偏暗，苔中前部黄；脉浮数。

中医诊断：风热喉痹（肺胃热盛）。

西医诊断：上呼吸道感染（急性咽炎）。

治则：清热解毒，利咽消肿。

处方：桑白皮10g，黄芩10g，玄参12g，蒲公英10g，连翘12g，桔梗10g，野菊花10g，钩藤15g，蒺藜15g，炙杷叶10g，白茅根20g，芦根10g，生地黄15g，北沙参15g，白芍12g，荷叶6g，生牡蛎_先30g，生甘草6g。水煎服，日1剂。

随访：5剂药后，上述诸症消除而病愈。

【按语】本案之风热喉痹起于气候骤变，肺卫不固，风热邪毒乘虚入侵，从口鼻直袭咽喉，内伤于肺，或肺胃邪热壅盛传里，相搏不去，壅结咽喉而为病。治疗以清泻肺胃之热、清热解毒、利咽消肿为法。方中桑白皮合黄芩清泻肺热，蒲公英、连翘、野菊花以清热解毒，芦茅根合用善清泻肺胃之热邪、清热生津；生地黄、玄参、北沙参及白芍善养阴血、清血热，防热邪伤阴之弊；玄参，并桔梗、甘草为解毒利咽消肿之效药；钩藤配蒺藜善祛风清利头目，针对风热上扰清窍所致头昏蒙者；妙用荷叶配牡蛎，升清气以养清窍，重镇降浊以引邪气下达。诸药相合，共奏清热解毒，消肿利咽之功，服药5剂，病证皆消。

急喉瘖
（急性喉炎）

朱某某，女，39岁。2012年4月26日初诊。

主诉：声音嘶哑3日，咳嗽2日。

3天前突然声音不扬，声音嘶哑，咽喉微痛，吞咽不利，于某医院急诊科诊断为急性喉炎，行抗生素输液治疗，病情好转，仅留声音略嘶哑。昨日开始咳嗽，少量黄痰，口咽干燥，声音嘶哑加重，饮食不振，小便黄，大便干。舌红少苔；脉细。

中医诊断：急喉瘖（风热邪毒侵袭）。

西医诊断：急性喉炎。

治则：清热宣肺止咳。

处方：桑白皮10g，黄芩10g，桑叶10g，菊花10g，连翘12g，桔梗10g，夏枯草10g，炙杷叶10g，芦根10g，白茅根20g，浙贝母6g，丝瓜络6g，熟大黄10g，生甘草6g。水煎服，日1剂。

【按语】急性喉炎属中医"急喉瘖"范畴，为病毒或细菌感染所致的喉黏膜急性炎症，中医从寒热辨证，或因风寒或因风热邪毒袭肺所致。本案辨证属热，风热邪毒由口鼻而入，内伤于肺，肺气不宣，则咳嗽、黄痰；邪热上蒸结于喉咙，气血壅滞，脉络痹阻，致喉部肌膜红肿，声门开合不利而致声音嘶哑；邪热熏蒸，易耗伤阴血，故见口咽干燥等伤津之象。病初因以抗生素治疗，喑哑减轻，但邪热未尽，入里侵袭肺脏，现主要以咳嗽为重。故初诊以桑白皮、黄芩清泄肺热；桑叶、菊花清宣风热邪毒并清肺止咳；连翘、夏枯草清热消痈散结；芦根、白茅根清热生津止渴；桔梗、生甘草解毒利咽；炙杷叶、浙贝母清肺化痰止咳；熟大黄通腑，导热下行；以丝瓜络通络。诸药共用，清泻肺热而化痰止咳，利咽喉而喑哑自除。药证相符，故用药6剂后咳嗽、喑哑全消。

第二章　心脑疾病

不　寐 1
（神经性失眠）

孙某某，男，33 岁。2007 年 2 月 25 日初诊。

主诉：失眠、多梦半年余。

自述近半年失眠，发病前因工作繁忙，用脑过度，后则渐出现入睡困难，睡眠不实，睡眠中梦扰纷乱，醒后感觉头昏神疲，伴记忆力减退，口干、口渴多饮，心烦，疲乏无力，纳佳，大便日 1 次，偏干。查 BP 130/85mmHg。舌边尖红，苔黄；脉弦细。

中医诊断：不寐（心肝热盛）。

西医诊断：神经性失眠。

治则：清心平肝，宁心安神。

处方：①石菖蒲 10g，远志 10g，郁金 10g，枳壳 10g，清半夏 10g，连翘 12g，玄参 10g，炒枣仁 20g，柏子仁 10g，天麻 10g，钩藤 15g，蒺藜 20g，生龙骨$_先$30g，生牡蛎$_先$30g，夏枯草 10g，杭白菊 10g，全瓜蒌 20g，丹参 15g，丝瓜络 6g，生甘草 6g。水煎服，日 1 剂。②贡菊 20g，西洋参 20g，枸杞子 40g，决明子 40g，生甘草 20g。分 15 次，泡水代茶。

二诊（3 月 3 日）：药后精神振，睡眠好转，入睡易，无早醒，伴多梦，大便干，日 1 次。舌红，苔薄黄；脉细弦。药已中的，守方加味，前方之全瓜蒌增至 30g，并加熟大黄 10g，以通腑泄热，腑气通畅则夜卧得安。

处方：石菖蒲 10g，远志 10g，郁金 10g，枳壳 10g，清半夏

10g，连翘 12g，玄参 10g，炒枣仁 20g，柏子仁 10g，天麻 10g，钩藤 15g，蒺藜 20g，生龙骨_先30g，生牡蛎_先30g，夏枯草 10g，杭白菊 10g，全瓜蒌 30g，丹参 15g，熟大黄 10g，丝瓜络 6g，生甘草 6g。水煎服，日 1 剂。

【按语】失眠多梦，正如《灵枢·大惑论》所云："卫气不得入于阴，常留于阳。留于阳则阳气满，阳气满则阳跷盛；不得入于阴则阴气虚，故目不瞑矣"，提示阴阳失和是失眠多梦的关键所在。而本案起因工作繁忙，情绪紧张而致情志不遂，肝气郁结，肝郁化火，邪火扰动心神，心神不安而不寐，故病位心、肝二脏，在清泄心肝之火、调整气血阴阳的基础上辅以安神定志为基本原则。用药郁金、枳壳疏肝解郁、理气活血；夏枯草、杭白菊清肝火；天麻、钩藤、蒺藜平肝清肝；上药疏肝、清肝、平肝之法共用，直指病源，并加连翘善清心火，共用清泄心肝之火热。有针对性的选择安定神志药对，以生龙骨、牡蛎清心平肝，镇静安神，兼有育阴之功；酸枣仁合柏子仁滋养心肝阴血，养心安神；玄参滋阴清热，防火盛伤阴，合丹参滋阴和血，清心安神；另以全瓜蒌润肠清热通腑。因患者有健忘之症，总属肾志不强，即《医方集解·补养之剂》指出："人之精与志，皆藏于肾，肾精不足则肾气衰，不能上通于心，故迷惑善忘也"。李老治疗健忘者，善以石菖蒲、远志药对以交通心肾，以达到强志而不忘之用。

方中值得一提的是夏枯草、半夏二者配伍，二者共用可顺应天时，调整阴阳，使营卫循行有序，切中失眠症的病机。《医学秘旨》曰："盖半夏得阴而生，夏枯草得阳而长，是阴阳配合之妙也"，此言可谓对这一配伍最好的解释。夏枯草"四月采收，五月枯"，《本草纲目》记载夏枯草为"夏至后即枯，盖禀纯阳之气，得阴气则枯"。而半夏生长在夏至以后，"五月半夏生"，此时正是阴阳二气的盛衰开始发生变化的时候，阴气渐渐在地下开始萌动，故古人谓夏至一阴生。半夏、夏枯草配伍正顺应了天地间阴阳盛衰的自然规律，也暗合了人体营卫循行的节律，因此治疗失眠才会取得理想的效果。夏枯草禀纯阳之气，能使浮散的卫气收于阳分；半夏得阴而生，又可把卫气从阳分引入阴分，二药配合，共同恢复营卫如环无端的正常循行，促使人体睡眠昼夜节律的重建。此外，气滞、痰热也是失眠的重要病因。夏枯草"味微苦微辛，气浮而升，阴中阳也"，《本草通玄》谓之"补养厥阴血脉，又能疏通结气"。半夏降气和胃，二者相伍能够调节气机，使清升浊降而不扰神，神安则寐。除此之外，半夏、夏枯草皆能化痰，适当配伍对痰热之失眠亦是良药。

不　寐 2
（神经性失眠）

卢某某，男，72 岁。2012 年 2 月 18 日初诊。

主诉：失眠，噩梦 1 年余。

近 1 年余，眠差，常因噩梦（多发生于深夜 12 点至 2 点间）醒来，醒后难以入睡。症见疲倦乏力，气短，心慌，四肢麻木感，小便频而色黄，大便 3 日一行，干结。查 BP 140/75mmHg（药后）。舌暗红，苔黄白厚；脉弦细。

有高血压、高血脂、冠心病病史 10 余年；慢性萎缩性胃炎病史 5 年；习惯性便秘史、前列腺肥大病史。

中医诊断：不寐（心脾不足，心肝热）。

西医诊断：神经性失眠。

治法：健脾，养心，平肝，安神。

处方：太子参 15g，北沙参 12g，麦冬 10g，五味子 6g，丹参 15g，炒枣仁 20g，柏子仁 12g，天麻 10g，钩藤 15g，合欢皮 15g，首乌藤 20g，丝瓜络 6g，玄参 12g，羚羊粉_{早冲}0.3g，琥珀粉_{晚冲}0.6g，生甘草6g。水煎服，日1剂。

二诊（2月25日）：睡眠较前明显好转，噩梦少，醒后自觉下肢沉重感，活动后消失，大便日1次，质软。舌暗红，苔中厚；脉弦细。苔中厚提示中焦有湿热，故加强清化湿热之功。前方去北沙参、玄参、钩藤，加藿香、石菖蒲、清半夏、橘红、苏梗。

处方：太子参15g，麦冬10g，五味子6g，丹参15g，炒枣仁20g，柏子仁12g，藿香10g，天麻10g，石菖蒲10g，合欢皮15g，首乌藤20g，清半夏10g，橘红10g，苏梗10g，丝瓜络6g，羚羊粉_{早冲}0.3g，琥珀粉_{晚冲}0.6g，生甘草6g。水煎服，日1剂。

三诊（3月3日）：入睡易，睡眠质量尚可，但多晨起5点左右自觉因噩梦惊醒，心烦，乏力。自测BP 160/100mmHg。舌偏暗，苔黄白；脉弦。病因心肝火盛，心神失养，治疗加强清心肝火、平肝、镇静安神之功。前方去酸枣仁、柏子仁、石菖蒲、橘红、羚羊粉、琥珀粉，加佩兰、连翘、郁金、枳壳、焦三仙、生龙牡、夏枯草。

处方：太子参15g，麦冬10g，五味子6g，丹参15g，藿香10g，佩兰6g，连翘12g，天麻10g，清半夏10g，枳壳10g，郁金10g，焦三仙_各10g，苏梗10g，合欢皮15g，首乌藤20g，丝瓜络6g，生龙骨_先30g，生牡蛎_先30g，夏枯草10g，生甘草6g。水煎服，日1剂。

随访：服药7剂后，睡眠基本正常，偶作梦，但少噩梦。

【按语】本例患者之失眠，最苦于噩梦，因其年迈兼有多种慢性病史，病情复杂，累及诸多脏腑之阴阳气血失衡，但最主要矛盾在于心脾不足，心神失养，兼之肝热、肝阳上扰，心神不宁，虚实并见。李老治疗不寐之证，善用生脉散之组方加减，其中峻补之人参多根据病情，以其他参药代替，譬如本案患者，其虽有气阴不足之本虚，但亦见心肝有热及湿热内盛之标实，尤其舌苔黄白厚腻，不宜于人参之甘温。故李老以甘平之太子参代替，并伍以北沙参养阴清热，丹参和血清心安神，合用麦冬甘寒养阴清热生津，并兼有养心安神之功，佐以五味子酸温敛气生津，亦可养心安神。诸药合用，补润敛合用，益气养阴和血并治，并兼有良好的安神宁志之效，药性平和而无助湿生热之弊。现代药理研究证实：生脉散具有良好的镇静作用，并可提高心肌对缺氧的耐受性，节约心肌对氧的消耗；具有抗冠心病、心绞痛之功，可改善左心室功能，具有强心作用，并具有抗微循环障碍的作用。结合现代研究，提示生脉散对心血管病患者兼有失眠者有多方改善作用。故以生脉散加减为基础方，结合本案病证，加酸枣仁合柏子仁养心肝阴血以安神；天麻合钩藤重在平肝兼清肝以舒畅情志；合欢皮合首乌藤解郁养血以安神定志；羚羊粉合琥珀粉重在清肝热、重镇安神；辅以玄参，养阴清热；患者舌质暗提示病久入血络，以丹参合丝瓜络活血通络；使以甘草调和诸药。复诊随证加减，加强清化中焦湿热之功，药证相合，故而取效。

不　寐 3
（神经性失眠）

吴某某，女，43 岁。2012 年 5 月 26 日初诊。

主诉：眠差，入睡困难 10 余年。

自述 10 余年来一直睡眠不佳，常入睡困难，甚则辗转反侧整宿不眠，每数日不眠则服西药安眠药入睡。1 周前因与他人争吵后觉烦躁易怒甚，入睡困难，已 3 日未眠，伴疲乏、腰膝酸软，无自汗盗汗，大便 2～3 日一行，质软。唇红，舌边尖红，质暗，苔黄白；脉细稍弦。

既往有甲亢病史 4 年，现仍服西药治疗。

中医诊断：不寐（心肝火盛，心脾不足，心肾不交）。

西医诊断：失眠。

治则：益气养阴，安神。

处方：生脉散、黄连阿胶汤、百合地黄汤等诸方合而加减。太子参 15g，北沙参 12g，麦冬 10g，黄精 10g，五味子 6g，炒枣仁 20g，柏子仁 15g，丹参 15g，黄连 6g，阿胶珠 10g，百合 12g，生地黄 15g，连翘 12g，合欢皮 15g，首乌藤 20g，生牡蛎先20g，生甘草 6g。水煎服，日 1 剂。

二诊（6 月 2 日）：睡眠较前改善，入睡易，但多梦，心烦减轻，纳可，二便正常。唇干而红，舌边尖红，苔薄黄；脉细稍弦。前方加郁金、枳壳以疏肝利胆，调畅气血。

处方：太子参 15g，北沙参 12g，麦冬 10g，黄精 10g，五味子 6g，炒枣仁 20g，柏子仁 15g，丹参 15g，黄连 6g，阿胶珠 10g，百合 12g，生地黄 15g，连翘 12g，合欢皮 15g，首乌藤 20g，生牡蛎先20g，郁金 10g，枳壳 10g，生甘草 6g。水煎服，日 1 剂。

三诊（6 月 9 日）：睡眠好转，入睡佳，但仍多梦，烦躁减轻。舌嫩红，苔薄黄；脉细弦。前方去枳壳，加茯苓、生龙骨，生牡蛎由 20g 增至 30g，增强重镇安神之功。

处方：太子参 15g，茯苓 12g，北沙参 12g，麦冬 10g，黄精 10g，五味子 6g，炒枣仁 20g，柏子仁 15g，丹参 15g，黄连 6g，阿胶珠 10g，百合 12g，生地黄 15g，连翘 12g，合欢皮 15g，首乌藤 20g，郁金 10g，生龙骨先30g，生牡蛎先30g，生甘草 6g。水煎服，日 1 剂。

四诊（6 月 16 日）：睡眠佳，偶做梦。大便 1～2 日一行。舌嫩，舌边尖红，苔薄；脉细弦。加强滋养肝肾之功。前方去五味子、柏子仁、生地黄，加枸杞子、女贞子、佛手。

处方：太子参 15g，茯苓 12g，北沙参 12g，麦冬 10g，枸杞子 20g，黄精 10g，女贞子 10g，炒枣仁 20g，丹参 15g，百合 12g，黄连 6g，连翘 12g，郁金 10g，阿胶珠 10g，合欢皮 15g，首乌藤 20g，佛手 10g，生龙骨_先30g，生牡蛎_先30g，生甘草 6g。水煎服，日 1 剂。

五诊（6 月 30 日）：睡眠改善，无心烦、多梦；大便 2～3 日一行，质软。唇干红，舌红，苔薄白；脉细弦。前方加石斛 10g，加强养阴润燥之功。

处方：太子参 15g，茯苓 12g，北沙参 12g，麦冬 10g，枸杞子 20g，黄精 10g，女贞子 10g，炒枣仁 20g，丹参 15g，百合 12g，黄连 6g，连翘 12g，郁金 10g，阿胶珠 10g，合欢皮 15g，首乌藤 20g，佛手 10g，生龙骨_先30g，生牡蛎_先30g，石斛 10g，生甘草 6g。水煎服，日 1 剂。

六诊（7 月 14 日）：睡眠明显改善，大便每日一行，但排便稍觉不畅。舌边红，苔薄；脉细弦。前方加枳壳 10g，以加强行气通腑之功。

处方：太子参 15g，茯苓 12g，北沙参 12g，麦冬 10g，枸杞子 20g，黄精 10g，女贞子 10g，炒枣仁 20g，丹参 15g，百合 12g，黄连 6g，连翘 12g，郁金 10g，阿胶珠 10g，合欢皮 15g，首乌藤 20g，佛手 10g，生龙骨_先30g，生牡蛎_先30g，石斛 10g，枳壳 10g，生甘草 6g。水煎服，日 1 剂。

七诊（7 月 28 日）：已停药 2 周，睡眠佳，少梦，无烦躁，大便日 1 次，质偏干。舌边尖红，苔薄黄；脉弦细。虑其仍有阴虚肝热之象，前药加生地黄 15g，继服 2 周，巩固疗效。

处方：太子参 20g，北沙参 12g，茯苓 12g，麦冬 10g，枸杞子 20g，黄精 10g，女贞子 10g，炒枣仁 20g，丹参 15g，百合 12g，黄连 6g，连翘 12g，郁金 10g，阿胶珠 10g，合欢皮 15g，首乌藤 20g，佛手 10g，生龙骨_先30g，生牡蛎_先30g，石斛 10g，枳壳 10g，生地黄 15g，生甘草 6g。水煎服，日 1 剂。

【**按语**】本例患者失眠日久，每因生气而加重，肝气郁结反复，肝郁化火，火盛伤阴，心肝之阴血俱不足，无以制阳，故阳热内扰心神，而难以入睡，多梦。且其甲亢（中医属瘿瘤）病史数年，其发病原因首先在于患者素体阴亏，肾阴不足，水不涵木，肝阴失敛，并复遭情志失调，精神创伤而致。故治疗以滋养心、肝、肾之阴液为主。用药太子参、北沙参、麦冬、黄精、五味子合用，酸甘化阴。以仲景黄连阿胶汤之主药黄连泻心火以下降，阿胶滋肾水以上潮，合而滋阴降火，心肾相交。百合清心安神，润肺补虚；生地黄清热凉血滋阴，合而为仲景之百合地黄汤，用于治疗因心肺阴虚内热，以神志异常表现为主的百合病。上述诸药，重在滋养心、肝、肾之阴。酸枣仁合柏子仁为常用安神药对，善滋养心肝之阴血；合欢皮合首乌藤之药对善疏肝解郁，养心安神；久病入血，以丹参活血，清心安神；生牡蛎镇心安神，兼以育阴。全方养阴治本兼以安神，标本兼治，故而获效。复诊均守方加减，坚持用药 2 月余，10 余年之失眠方能告愈。

不　寐 4
（神经衰弱）

王某某，男，43 岁。2011 年 9 月 10 日初诊。

主诉：早醒失眠 1 年半。

患者于 1 年半前开始出现夜寐易醒，醒后难以再睡，每日晨起 3～4 点即早醒，醒后疲劳。曾数次服中西药均未见效。症见头晕，心烦，口苦，咽干，腰酸痛，健忘，大便干，2～3 日一行，小便正常，胃纳尚佳。查：BP 140/95mmHg。舌质暗红，苔黄；脉弦细。

中医诊断：不寐（阴虚火旺）。

西医诊断：神经衰弱症。

治法：滋阴降火，清心安神。

处方：生脉饮、天王补心丹、百合地黄汤等诸方合而加减。北沙参 15g，麦冬 10g，五味子 6g，丹参 15g，杭白菊 12g，夏枯草 10g，连翘 12g，玄参 12g，百合 12g，生地黄 20g，全瓜蒌 30g，熟大黄 10g，天麻 10g，钩藤 15g，蒺藜 20g，郁金 10g，生甘草 6g。水煎服，日 1 剂。

随访（10 月 17 日）：电话咨询，药后患者睡眠质量明显好转，排便畅，头晕、心烦、口苦等症皆明显减轻。患者居住外地，原方加减服用 1 月余。

【按语】失眠为临床常见病症之一，然治疗实属棘手。由于病因不同，体质差异，病程久暂等因素，失眠程度也轻重不等。但是失眠一旦发生，则患者精神易紧张、情绪易焦虑，恐惧、求寐之心越切，越是辗转难眠，如此恶性循环，甚至通宵达旦。顽固性的失眠，给病人带来长期的痛苦，甚至形成对安眠药物的依赖，而长期服用安眠药物又可引起医源性疾病。中医药通过调整人体脏腑气血阴阳的功能，常能明显改善睡眠状况，且不引起药物依赖及医源性疾患，因而颇具优势。李老认为本患者近来思虑过度，耗伤心肝之阴，阴虚日久化火，扰动心神，故心神不宁而不寐，兼阴虚肝阳上亢、肝火上炎之征，故治以养心肝之阴，清热平肝。北沙参、麦冬、五味子仿生脉散方，以北沙参易人参，重在养心阴、安心神。选用天王补心丹方中滋阴类药物，包括重用生地黄，一滋肾水以补阴，水盛则能制火，一入血分以养血，血不燥则津自润；玄参、麦冬有甘寒滋润以清虚火之效；丹参和血、清心安神，皆为滋养阴血而设。百合合生地黄养阴清热，百合味甘性平，是一味清心润肺、益气安神之良药，合生地黄为仲景之百合地黄汤，本是仲景用于治疗百合病，其症有"欲卧不能卧，欲行不能行"之"燥不能卧"（成无己）。以上诸药重在滋阴养心。另以菊花、夏枯草、连翘清心肝之热；天麻、钩藤、蒺藜平肝；郁金疏肝活血；玄参、生地黄、全瓜蒌、熟大黄增液行舟，助肠运，通便；甘草调和诸药。虽未多用安神之药，但药证相合，故效如桴鼓。

眩 晕 1

（真性眩晕）

朱某某，男，14 岁。2011 年 10 月 27 日初诊。

主诉：阵发性头晕、头痛 1 个月。

自述近一月来，头晕、头痛反复发作 4 次。每次发作时头晕甚，天旋地转感，数分钟至十余分钟后缓解，伴头痛，无恶心、呕吐。平素稍劳累则疲乏，有轻微头晕、头痛感，纳食欠佳，大便日 1 次，成形；学习较紧张，平素运动少，脱发多，面色萎黄。舌嫩红，舌质偏暗，苔薄黄；脉细弱。

中医诊断：眩晕（脾胃虚弱）。

西医诊断：真性眩晕。

治则：益气养阴，健运脾胃。

处方：藿香 10g，佩兰 6g，清半夏 6g，苏梗 10g，连翘 12g，焦三仙$_各$10g，炙内金 6g，茯苓 10g，生薏米 15g，白术 6g，荷叶 6g，丝瓜络 6g，石斛 10g，玉竹 10g，白茅根 15g，生甘草 6g。水煎服，日 1 剂。

二诊（11 月 5 日）：药后头痛、头晕明显减轻，仅用脑过度稍觉头脑昏蒙，前额隐痛，乏力，大便日 1 次，性急躁。唇红，舌嫩红，苔薄黄；脉细。复诊时患者症状明显减轻，药已显效。在原方基础上加减，去清半夏、薏米、丝瓜络；考虑到患者性急兼肝火，加桑叶、菊花清肝热，并善清利头目；芦根清胃热生津；白芷之香燥之性以升清阳，并为阳明经头痛之要药。

处方：桑叶 10g，菊花 10g，藿香 10g，佩兰 6g，连翘 10g，苏梗 10g，茯苓 10g，白术 6g，石斛 6g，玉竹 10g，白芷 6g，荷叶 6g，芦根 10g，白茅根 15g，焦三仙_各10g，炙内金 6g，生甘草 6g。水煎服，日 1 剂。

三诊（11 月 12 日）：药后头痛、头晕感消失，精神振，面色红润，纳食可，二便正常。舌淡，苔薄；脉弦细。头晕、头痛未发作，提示药效显著。原方加减，去佩兰、苏梗、连翘、白芷，加北沙参合太子参，并增加白术、茯苓用量，以益气养阴、健脾养胃治本；陈皮以理气健脾，大枣调和气血。

处方：北沙参 12g，太子参 12g，石斛 10g，白术 10g，茯苓 12g，玉竹 10g，桑叶 10g，菊花 10g，藿香 10g，荷叶 6g，芦根 10g，白茅根 15g，焦三仙_各10g，炙内金 6g，陈皮 6g，大枣 10g，生甘草 6g。水煎服，日 1 剂。

四诊（11 月 28 日）：前证未发；近一周感冒后咳嗽，痰少难以咯出，查咽部红肿。舌红，苔薄黄；脉弦偏数。治以清肺止咳化痰，兼健脾养胃。

处方：桑白皮 10g，黄芩 10g，苦杏仁 10g，炒苏子 6g，川贝母 6g，浙贝母 6g，橘红 10g，清半夏 10g，桔梗 10g，太子参 15g，北沙参 12g，玉竹 10g，茯苓 12g，连翘 10g，青蒿 12g，车前子_包10g，焦三仙_各10g，炙内金 10g，丝瓜络 6g，芦根 10g，生甘草 6g。水煎服，日 1 剂。

随访：6 剂药后，咳痰均消失，头晕、头痛未发，痊愈停药。

【按语】本患者头晕主要因学习压力大，导致精神紧张，加之平素缺乏适当的体育锻炼，而致中焦脾胃功能不健，脾气不足，运化无力，清阳不升，清窍失养，则发为头痛、头晕；同时脾胃不健，胃纳不佳，气血生化乏源。故治疗重在健运脾胃，以藿香、佩兰、清半夏、苏梗以辛开苦降，芳香化湿醒脾；焦三仙合炙内金健脾消食；茯苓、薏苡仁、白术健脾渗湿，因脾胃运化多致湿浊内生，故治疗时化湿、燥湿、渗湿之类除湿之品共用。妙以荷叶以升清阳，配丝瓜络通络为引。石斛、玉竹善滋养胃阴，连翘、白茅根清胃热生津，防辛温之品助热。

四诊之时，患者头晕、头痛等前症均消失。但患者因感冒后咳嗽就诊，治以桑白皮、黄芩、苦杏仁、炒苏子以清、宣、降、泻并用，调整肺之宣发肃降；川浙贝并用，清肺润肺，化痰止咳；桔梗甘草清利咽喉，化痰止咳；配二陈汤（橘红、半夏、茯苓、甘草）以化痰；太子参、北沙参、玉竹等原滋养胃阴之品，兼可滋肺阴，润肺；青蒿、丝瓜络相配，善引邪外出，李老用治外感多日，外邪未尽；连翘、芦根清热泻火解毒，车前子清肺热、利湿热；焦三仙、炙内金仍以健脾消食，以助中气；使以甘草，调和诸药。诸药相合，重在清肺热，调肺之宣降，兼顾脾胃，配伍合法，用药得当，故获痊愈。

眩 晕 2
（高血压病，慢性胃炎，更年期综合征）

张某某，女，51 岁。2002 年 7 月 30 日初诊。

主诉：头晕 1 年余。

近 1 年来每日上午头晕甚，下午午休后减轻，头目不清，健忘，烦躁易怒，时阵发性烘热，胃脘胀满不舒，呃逆，二便正常，但饮食不慎易腹泻，睡眠尚可。LMP：5 月 5 日，已停经近 3 个月。高血压病史，查 BP 150/90mmHg（药后）；查颈部超声：颈动脉增厚；脑 CT 示：脑梗轻度；血黏稠度高，血小板增高，血脂正常；查 HP（+）。舌暗红，苔黄白；脉细稍弦，沉取无力。

中医诊断：头晕（肝肾不足，肝阳上亢）。

西医诊断：高血压病，慢性胃炎，更年期综合征。

治则：平肝潜阳，滋养肝肾。

处方：天麻钩藤饮加减。桑寄生 12g，续断 12g，生杜仲 10g，牛膝 10g，姜半夏 10g，茯苓 12g，橘红 10g，郁金 10g，枳壳 10g，天麻 10g，钩藤 15g，蒺藜 15g，玄参 12g，熟大黄 10g，菊花 10g，夏枯草 10g，三七 10g，丝瓜络 6g，生甘草 6g。水煎服，日 1 剂。

二诊（8 月 20 日）：头晕减轻，仍呃逆，胃脘胀满，自觉进食时饮食稍有梗咽感，大便质软，排便畅。舌淡红，偏暗，苔黄白；脉细弦。立方以疏肝和胃、清肝胃郁热，以治呃逆、胃胀为主，脾胃调和，肝气舒畅则眩晕自成。

处方：延胡索 10g，蒲公英 15g，连翘 12g，郁金 10g，枳壳 10g，姜半夏 10g，川楝子 10g，苏梗 10g，玄参 12g，芦根 10g，白茅根 20g，藿香 10g，佩兰 6g，生牡蛎先 20g，丝瓜络 6g，豆蔻 6g，橘红 10g，三七 10g，佛手 10g，生甘草 10g。水煎服，日 1 剂。

三诊（9 月 10 日）：头晕好转，呃逆明显减轻，进食已无梗咽感，大便日 1～2 次，成形，时有尿频、尿急，阵发多汗，面红。查 BP 150/95mmHg（药后）。舌淡红，苔薄黄；脉弦细。前方去延胡索、川楝子、玄参、芦根、佩兰、生牡蛎、佛手，加桑寄生、续断、牛膝、白茅根、萹蓄、太子参、天麻，立方治以滋补肝肾、健脾和胃、清热利尿。

处方：桑寄生 12g，续断 12g，牛膝 10g，蒲公英 12g，连翘 12g，郁金 10g，枳壳 10g，姜半夏 10g，苏梗 10g，白茅根 30g，萹蓄 10g，藿香 10g，豆蔻 6g，丝瓜络 6g，橘红 10g，三七 10g，太子参 20g，天麻 10g，生甘草 10g。水煎服，日 1 剂。

四诊（9 月 24 日）：晨起稍感头、眼发胀，活动后即消失，胃脘无不适，大便日 1～2 次，成形，无尿急、尿频。查 BP

150/95mmHg（药后）。舌暗红，苔白；脉弦细。治以补益肝肾、平肝为主。

处方：桑寄生12g，续断12g，牛膝10g，杭白菊12g，连翘12g，天麻10g，决明子10g，钩藤15g，蒺藜15g，玄参12g，熟大黄10g，炒白芍10g，丝瓜络6g，三七10g，姜半夏10g，生牡蛎_先30g，羚羊粉_{早冲}0.3g，生甘草6g。水煎服，日1剂。

随访：守方加减服用14剂，症愈而停药。

【按语】眩晕之病性正如张景岳谓"虚者居其八九"，是以虚证居多，或肝肾阴虚，肝风内动；或气血亏虚，清窍失养；亦或肾精亏虚，脑髓失充。而本案为一小学校长，平素劳心太过，情志内伤，肝郁、肝热，兼之年过半百，肝肾不足，肝阳上亢，阳升风动，上扰清空，发为眩晕。而其又有慢性胃病史，因肝而影响脾胃，肝火犯胃，疏肝和胃以治之。故本病虽在清窍，但与肝、脾胃关系密切，需兼顾调治。以天麻钩藤饮加减以平肝潜阳、滋养肝肾而达平眩晕之目的。用药天麻、钩藤、蒺藜平肝息风；夏枯草、菊花清肝泻火，兼平肝；牛膝引血下行，配合杜仲、桑寄生、续断补益肝肾；茯苓养心安神；加郁金、枳壳以疏肝利胆，活血理气；久病入络，三七、丝瓜络入血分活血通络；二陈汤（姜半夏、橘红、茯苓、甘草）燥湿化痰，患者脾胃不足，易生湿化痰，痰湿上扰清窍亦为发眩晕之因；玄参配熟大黄增液行舟，通腑助排便。全方共奏平肝潜阳、滋补肝肾之功，兼顾中焦脾胃治之。对于此类肝阳上亢所致眩晕，李老治疗常用天麻钩藤饮治疗，并根据病情随证加减，若阴虚较深者，可加枸杞子、女贞子、白芍、生地黄、玄参、天麦冬类加强滋阴之功；肝阳化火，肝火亢盛者，可选用龙胆、丹皮、菊花、夏枯草等清肝泻火；便秘者可选加熟大黄、玄参、生地黄、全瓜蒌增液行舟；若肝风内动，兼痰湿，属风痰上扰者，多加半夏、陈皮、白术、茯苓类；若眩晕剧烈，呕恶，手足麻木者，有肝阳化风之势，尤需防引发中风，加生龙骨、生牡蛎等镇肝息风，必要时可加羚羊角以增强清热息风、平肝之力。

胸　痹 1
（冠心病心绞痛）

王某某，男，75 岁。2008 年 6 月 30 日初诊。

主诉：胸痛、心悸反复发作 10 余年。

10 余年来左胸前区反复发作性刺痛，持续数秒至数分钟后自然缓解，或舌下含服硝酸甘油或复方丹参滴丸等药缓解，胸痛劳累后易引发或发作加重，时觉心悸，疲乏无力，大便日 1～2次，且每凌晨 3 点大便 1 次，不成形，排便后难以入睡。舌嫩红，舌质暗，苔中黄；脉细弦，结脉。查 BP 140/70mmHg（药后）；曾于他院行动态心电图检查：室性早搏、房性早搏、心动过速、心动过慢均有；24h 早搏超过 2000 次。

既往有高血压、冠心病、青光眼、胆结石、脂肪肝病史。

中医诊断：胸痹（本虚标实：心气不足，气滞血瘀）。

西医诊断：冠心病心绞痛。

治则：养心通阳，理气活血，兼以平肝。

处方：太子参 20g，麦冬 10g，五味子 6g，丹参 15g，阿胶珠 10g，姜半夏 10g，全瓜蒌 20g，薤白 10g，天麻 10g，钩藤 15g，蒺藜 15g，炒枣仁 20g，柏子仁 12g，茯苓 12g，苏梗 10g，淫羊藿 10g，丝瓜络 6g，炙甘草 10g。水煎服，日 1 剂。

二诊（7 月 14 日）：服药后心痛、心悸均缓解，之前稍劳后则引发胸前区刺痛感，药后可耐轻度劳累而无心痛发作；现每晨起后大便 1 次，成形，睡眠佳。舌嫩红，舌质暗，苔中黄，有裂纹；脉弦细，结脉。前方去阿胶珠、柏子仁、淫羊藿，加桂枝、三七、枸杞子、白术、杭白菊，全瓜蒌增至 30g。

处方：太子参 20g，麦冬 10g，五味子 6g，丹参 15g，桂枝 6g，三七 10g，全瓜蒌 30g，薤白 10g，姜半夏 10g，天麻 10g，钩藤 10g，蒺藜 15g，炒枣仁 20g，枸杞子 20g，茯苓 12g，白术 10g，苏梗 10g，杭白菊 10g，丝瓜络 6g，炙甘草 10g。水煎服，日 1 剂。

三诊（7 月 30 日）：病情明显好转。药后胸闷、气短基本未发作，偶有心悸（早搏），晨起大便 1 次，质软，但排便不畅。唇暗，舌嫩红，苔中黄，有裂纹；脉弦细，偶有结脉。前方去白术，加黄精，太子参增至 30g，加强益气养阴之力。

处方：太子参 30g，麦冬 10g，五味子 6g，丹参 15g，桂枝 6g，三七 10g，全瓜蒌 30g，薤白 10g，姜半夏 10g，天麻 10g，钩藤 15g，蒺藜 15g，炒枣仁 20g，枸杞子 20g，黄精 12g，茯苓 12g，苏梗 10g，菊花 10g，丝瓜络 6g，炙甘草 10g。水煎服，日 1 剂。

四诊（8 月 13 日）：自觉病情稳定，可进行中度活动而无心痛、心悸。舌嫩红，舌质暗，苔薄白微黄；脉细弦。前方桂枝改 10g，加阿胶珠 10g，继服巩固疗效。

处方：太子参 30g，麦冬 10g，五味子 6g，丹参 15g，桂枝 10g，三七 10g，全瓜蒌 30g，薤白 10g，姜半夏 10g，天麻 10g，钩藤 15g，蒺藜 15g，炒枣仁 20g，枸杞子 20g，黄精 12g，茯苓 12g，苏梗 10g，菊花 10g，丝瓜络 6g，阿胶珠 10g，炙甘草 10g。水煎服，日 1 剂。

五诊（9 月 3 日）：现无明显心慌、胸闷、胸痛发作，偶有早搏。舌嫩红，苔薄白，舌中有裂纹；脉弦细。守前方，加淫羊藿、石斛各 10g。

处方：太子参 30g，麦冬 10g，五味子 6g，丹参 15g，桂枝 10g，三七 10g，全瓜蒌 30g，薤白 10g，姜半夏 10g，天麻 10g，钩藤 15g，蒺藜 15g，炒枣仁 20g，枸杞子 20g，黄精 12g，茯苓

12g，苏梗10g，菊花10g，丝瓜络6g，石斛10g，阿胶珠10g，淫羊藿10g，炙甘草10g。水煎服，日1剂。

随访：药已中的，前方服20剂后停药。随访半年，病情稳定。

【按语】高血压、冠心病等心脑血管疾病，多发于中老年人，年过半百，肾气渐衰。肾阳虚衰则不能鼓动五脏之阳，引起心气不足或心阳不振，血脉失于阳之温煦、气之鼓动，则气血运行滞涩不畅，发为心痛；而肾阴亏虚，则不能滋养五脏之阴，阴亏则火旺，灼津为痰，痰热上犯于心，心脉痹阻，亦为心痛。故老年人罹患本病，往往气血阴阳诸不足，病情复杂，需仔细辨清主次程度，审慎用药。

李老治疗本病首选善益气滋阴、养心安神之生脉散加减，并根据患者正虚之偏倚，多将峻补之人参易以他参，如以气虚为主者，多用党参、黄芪类；若患者虽气虚，但有阴虚内热，不宜温补，多以太子参易之，如气阴两虚并重，多以北沙参、太子参合用。现代临床应用生脉饮治疗冠心病及心肌梗塞，观察其具有强心，改善周围血液循环等作用，并有调节和促进机体活动能力，增强新陈代谢的功能。

喻昌曰"胸中阳气如离照当空，设地气一上，则窒塞有加"，故胸痹之证，总由诸多原因而最终伤及胸阳，而致阳气不能用事。治法上，《黄帝内经》早有"心病食薤"的记载；《金匮要略》则以宣痹通阳为主，创瓜蒌薤白白酒汤诸方。李老治疗胸痹之证，瓜蒌、薤白药对亦常用之，以宣通胸阳而通心痹，若兼痰浊瘀阻者，合半夏而成瓜蒌薤白半夏汤，并常配苏梗以调畅胸中之气机以助宣通心阳。现代研究，瓜蒌、薤白合用主要有扩张血管、抗缺氧、保护缺血心肌、抑制血小板聚集、降低血液黏度、改善脂质代谢和调整前列腺素及环核苷酸代谢平衡等作用，对冠心病心绞痛的作用明显。

心主血脉，瘀血阻滞，心脉不通，方发心痛，故活血化瘀之法在胸痹治疗中亦为必选。李老多用丹参、三七、丝瓜络活血化瘀止痛。老年之人，心中阴阳俱不足，治疗宜阴阳双补，以阳生阴长，故以阿胶珠、枸杞子、黄精等滋养心肾之阴；淫羊藿、桂枝类温通心肾之阳。本病并兼肝肾阴虚、肝阳上亢之高血压病，多用天麻、钩藤、蒺藜三药以平肝息风；心主神志，若心神失养，兼心悸、眠差者，可以酸枣仁、柏子仁、茯苓类滋养心肝阴血，健脾养心安神。

总之，胸痹之证，证情复杂，本虚标实兼杂。虚者多见气虚、阳虚、阴虚、血虚，尤以气虚、阳虚多见；实者不外气滞、寒凝、痰浊、血瘀，并可交互为患，其中又以血瘀、痰浊多见。故治疗之时往往需兼顾虚实诸端，多方相合方能取效。

胸 痹 2
（冠心病心绞痛）

张某，男，56 岁。2010 年 11 月 26 日初诊。

主诉：夜间阵发性左前胸刺痛 1 月余。

自述近 1 月来，每至晚间 8 点左右即感觉左心前区刺痛，连及左肩胛骨，伴心胸憋闷、咽喉不利，服硝酸甘油后可缓解。形体偏胖，小便正常，大便溏，日 1 次，纳佳，眠可。体检血压、血糖、血脂均偏高。查 BP 120/95mmHg（药后）；平板运动心电图实验：阳性。舌暗红，胖大，苔薄；脉细，稍弦。

中医诊断：胸痹（心脾不足）。

西医诊断：冠心病，心绞痛。

治则：补养心脾，豁痰开结。

处方：生脉散、瓜蒌薤白半夏汤、二陈汤等合而加减。太子参 15g，麦冬 10g，五味子 6g，丹参 15g，三七 10g，柏子仁 12g，炒枣仁 20g，延胡索 10g，全瓜蒌 20g，薤白 10g，丝瓜络 6g，合欢皮 15g，首乌藤 20g，陈皮 10g，清半夏 10g，茯苓 12g，炙甘草 6g。水煎服，日 1 剂。

二诊（12 月 10 日）：晚间胸背部憋闷感消失，仅左肩臂部偶夜间刺痛发作，服硝酸甘油后缓解；自测 BP 130～140/80～90mmHg（药后），大便不成形，日 1 次。舌暗红，苔薄黄；脉弦细，沉取无力。前方奏效，拟加强益气理气通络之功，前方去合欢皮、首乌藤，加白术、鸡血藤、苏梗，太子参易为党参。

处方：党参 12g，麦冬 10g，五味子 6g，丹参 15g，白术 10g，茯苓 12g，炒枣仁 20g，柏子仁 12g，全瓜蒌 20g，薤白 12g，清半夏 10g，苏梗 10g，三七 10g，延胡索 10g，鸡血藤 15g，丝瓜络 6g，陈皮 10g，炙甘草 6g。水煎服，日 1 剂。

三诊（12 月 24 日）：无胸闷、胸痛，肩臂疼痛发作明显减轻，大便正常，眠佳。舌嫩，暗红，苔薄；脉弦细。前方去酸枣仁、柏子仁，加桂枝以宣通心中之阳气。

处方：党参 12g，麦冬 10g，五味子 6g，丹参 15g，白术 10g，茯苓 12g，鸡血藤 15g，全瓜蒌 20g，薤白 12g，清半夏 10g，苏梗 10g，三七 10g，延胡索 10g，丝瓜络 6g，陈皮 10g，桂枝 6g，炙甘草 6g。水煎服，日 1 剂。

四诊（2011 年 1 月 7 日）：昨日因突发小腹胀痛至某医院查腹部 B 超示：前列腺肥大，脂肪肝。现仅晚饭后外出散步受凉后自觉咽、肩臂不适，无胸闷、胸痛。大便偏稀，腹痛易泻，泻后痛减。舌嫩红，边有齿痕，苔薄；脉弦细。查 BP 105/70mmHg（药后）。前方去丝瓜络，加炙黄芪、川楝子、厚朴、木香，以益气，理气止痛。

处方：党参 12g，麦冬 10g，五味子 6g，炙黄芪 20g，白术 10g，茯苓 12g，鸡血藤 15g，全瓜蒌 20g，薤白 10g，三七 10g，丹参 15g，苏梗 10g，川楝子 10g，清半夏 10g，延胡索 10g，厚朴 10g，木香 6g，桂枝 6g，陈皮 10g，炙甘草 6g。水煎服，日 1 剂。

五诊（2 月 4 日）：病情稳定，无胸闷、胸痛，小腹痛消失。舌嫩红，苔白；脉弦细。前方去苏梗、川楝子，全瓜蒌增至 30g，炙黄芪增至 30g，桂枝增至 10g，加红景天 6g，加强补益心脾之功。

处方：党参 12g，麦冬 10g，五味子 6g，炙黄芪 30g，白术 10g，茯苓 12g，鸡血藤 15g，全瓜蒌 30g，薤白 10g，三七 10g，丹参 15g，延胡索 10g，厚朴 10g，清半夏 10g，红景天 6g，陈皮 10g，木香 6g，桂枝 10g，炙甘草 6g。水煎服，日 1 剂。

六诊（2 月 18 日）：病情稳定，无胸部闷痛，二便正常，眠可，纳佳。舌嫩红，偏暗，苔薄白；脉弦细。前方去茯苓、厚朴、木香、陈皮，加葛根、川芎。加减继服 2 周。

党参 12g，麦冬 10g，五味子 6g，炙黄芪 30g，白术 10g，葛根 30g，鸡血藤 15g，川芎 6g，全瓜蒌 30g，薤白 10g，延胡索 10g，丹参 15g，清半夏 10g，三七 10g，红景天 6g，桂枝 10g，炙甘草 6g。水煎服，日 1 剂。

药后随访 1 年左右，病情稳定。

【按语】本案患冠心病心绞痛，属中医"胸痹"范畴。李老根据临床体会，认为本病发生的根本原因是正气亏虚，病理关键是气滞血瘀、痰浊阻胸，心脉不畅。故治疗应从益气通阳，活血化瘀、豁痰降浊入手。益气通阳治疗本虚，活血、豁痰以治疗其标，标本兼顾，攻补同施，疗效显著。处方用生脉散（据病情或用太子参，或党参）为养心益气之要，酌情合用黄芪、桂枝、茯苓、白术、酸枣仁、柏子仁、首乌藤、合欢皮等益气健脾、补心安神之品，以扶正固本。丹参、三七、延胡索、川芎、桂枝等活血祛瘀通络；川楝子、苏梗、陈皮等理气；瓜蒌薤白半夏汤豁痰降浊，宣通胸中阳气。综上合用之，使心气足、血脉充、瘀浊除，坚持服用，胸痹得愈矣！

心 悸

（房性早搏）

周某某，女，50岁。2012年3月1日初诊。

主诉：心悸反复发作5年余，加重3个月。

自诉心悸反复发作，多因劳累或生气后诱发，时伴胁肋胀痛，视物昏花，平素怕冷，易感冒，眠差，多梦，自觉1周来舌头僵硬感，小便正常，大便时溏。舌暗红，苔薄而干；脉细数。查 BP 135/85mmHg；曾多次查心电图示：房性早搏。

中医诊断：心悸（心脾不足，肝气郁结）。

西医诊断：房性早搏。

治则：疏肝，健脾养心。

处方：生脉散、四君子汤加味。太子参15g，麦冬10g，五味子6g，丹参15g，郁金10g，枳壳10g，苏梗10g，炒枣仁20g，合欢皮12g，首乌藤15g，白术10g，茯苓12g，绿萼梅6g，丝瓜络6g，陈皮6g，生甘草6g。水煎服，日1剂。

二诊（3月8日）：诉心悸明显改善，双侧胁肋痛感减轻，大便日1次，质稀。舌偏暗，苔薄；脉弦细。前方去陈皮，加川楝子、延胡索、菊花，加强清肝疏肝、行气止痛之功。

处方：太子参15g，麦冬10g，五味子6g，丹参15g，郁金10g，枳壳10g，苏梗10g，川楝子6g，延胡索10g，菊花6g，合欢皮12g，首乌藤15g，炒枣仁20g，白术10g，茯苓12g，丝瓜络6g，绿萼梅6g，生甘草6g。水煎服，日1剂。

随访：前方加减继服2周，诸症消失，疗效明显。

【按语】心悸的病位主要在心，由于心神失养，心神动摇，悸动不安，但其发病与脾、肾、肺、肝四脏功能失调亦相关。其病性多复杂，为虚实夹杂之证。虚者为气血阴阳亏损，心神失养；实者多由痰火扰心，水饮凌心及瘀血阻脉而引起。治疗宜于多方求之。李老治疗本病多以气阴双补之生脉散（太子参易人参）以养心定悸安神，合酸枣仁、合欢皮、首乌藤以滋养心肝之阴血，解郁安神，并根据具体病情加味用药。针对素体偏弱者，尤其重视"心脾（胃）同病"之说，用药时注重"心病从脾（胃）论治"。

心与脾（胃）的关系非常密切，缘于二者之间属于（心）火（脾）土相生的母子关系，相互滋生，相辅相成，即"子能令母虚，母能令子实"。在临床上，有"心胃同病"之说，即脾胃为后天之本，气血生化之源，脾（胃）衰则诸病丛生，心悸、心血失养，心病乃生。故对于心病，李老一直告诫病人注意调理脾胃，切忌膏粱厚味、勿令饱餐等。若脾（胃）功能失调，则水湿不化，或为湿热，或为痰湿，浊痰交织，滞而化瘀，阻碍心机不能运转，亦可发为心悸、胸痹等。因此，健运脾胃，阻断病理形成，可达到"不治已病治未病"之目的。

基于本患之心悸与脾（胃）关系非常密切，李老以四君子汤（太子参、茯苓、白术、甘草）之意补气健脾，并配苏梗、陈皮健脾和中，即达到心病从脾（胃）论治之目的。配伍丹参、郁金、枳壳、绿萼梅之类亦从气血调治。二诊时虑及其肝郁化热之势，加味川楝子、延胡索、菊花清肝和胃。组方思路兼顾心、脾胃、肝诸脏，针对病情，有的放矢，故疗效甚佳。

第三章　脾胃肠病证

纳　呆
（慢性胃炎）

庄某某，男，19 岁。2012 年 3 月 1 日初诊。

主诉：纳谷不馨，时觉头晕 1 月余。

自述近 1 月余，纳谷不香，时觉头晕、心慌，口干口苦，入睡困难，疲倦困乏，大便 3～4 日一行，便干，小便色黄。平素睡眠不规律，常熬夜；偏食，喜油腻肉食，少食蔬菜瓜果。患者 1 年前因胃脘胀痛（因惧怕胃镜，未行胃镜检查），服西药治疗后好转，但随后出现食欲不振。舌体胖大，苔薄腻微黄；脉弦滑细。

中医诊断：纳呆（脾胃虚弱，湿热内蕴）。

西医诊断：慢性浅表性胃炎。

治法：健脾醒脾，清化湿热。

处方：太子参 15g，白术 10g，蒲公英 10g，连翘 12g，藿香 10g，佩兰 6g，清半夏 10g，苏梗 10g，焦三仙各10g，炙内金 6g，陈皮 10g，玉竹 10g，豆蔻 6g，生甘草 6g。水煎服，日 1 剂。

嘱：饮食有节、起居有常、适量运动。

二诊（3 月 15 日）：诉食欲较前明显改善，精神好转，偶觉头晕，仍有困乏感，口中异味，大便 3～4 日一行，先干后溏。舌体胖大，苔薄黄，舌中后有少许花剥苔；脉细。在前方健脾、运脾之基础上，增加滋养脾胃之阴之药，以助气血生化之源。

处方：太子参 15g，北沙参 12g，玄参 10g，黄精 12g，白术

10g，炒山药 20g，石斛 10g，玉竹 10g，藿香 10g，焦三仙各 10g，炙内金 6g，炒莱菔子 10g，熟大黄 10g，丝瓜络 6g，陈皮 6g，生甘草 6g。水煎服，日 1 剂。

三诊（3 月 29 日）：纳食可，睡眠改善，规律，大便较前改善，1～2 日一行，质软，口中无异味。舌体胖大，苔薄黄；脉弦细。守前方去炒莱菔子，加厚朴 6g，以加强通腑之功。

处方：太子参 15g，北沙参 12g，玄参 10g，黄精 12g，白术 10g，山药 20g，石斛 10g，玉竹 10g，藿香 10g，焦三仙各 10g，炙内金 6g，熟大黄 10g，丝瓜络 6g，厚朴 6g，陈皮 6g，生甘草 6g。水煎服，日 1 剂。

四诊（4 月 12 日）：近日工作压力大，偶觉左前胸刺痛，数秒消失，查心电图无异常。大便 3 日一行，排便畅，口中无异味，眠佳。舌胖大，苔薄黄；脉弦细。治以益气养心，疏肝理气活血。前方去养胃阴之北沙参、玄参、石斛、玉竹，消食和胃之焦三仙、炙内金、陈皮。组方重在养心疏肝，加麦冬、五味子、丹参、川楝子、延胡索、郁金、枳壳、生黄芪、橘红、枸杞子、白菊花。

处方：太子参 15g，麦冬 10g，五味子 6g，丹参 15g，川楝子 10g，延胡索 10g，郁金 10g，枳壳 10g，黄精 10g，山药 20g，白术 10g，生黄芪 20g，厚朴 6g，橘红 10g，藿香 10g，丝瓜络 6g，熟大黄 10g，枸杞子 20g，白菊花 10g，生甘草 6g。水煎服，日 1 剂。

五诊（4 月 26 日）：无胸痛，大便 1～2 日一行，质软，排便畅。近日咽微痛，咳嗽。舌边尖红，苔薄白微黄；脉弦细。患者近日咳嗽，肺内余热未清，治疗配伍养阴清肺之品。前方去五味子、山药、白术、黄芪、厚朴、藿香、丝瓜络、枸杞子、白菊花，加北沙参、玄参、苏梗、百合、芦根、白茅根、连翘。

处方：太子参 15g，北沙参 12g，麦冬 10g，玄参 10g，丹参

15g，黄精 10g，郁金 10g，枳壳 10g，川楝子 10g，延胡索 10g，苏梗 10g，百合 12g，熟大黄 10g，芦根 10g，白茅根 15g，橘红 10g，连翘 12g，生甘草 6g。水煎服，日 1 剂。

六诊（5 月 10 日）：精神振，食欲佳，无头晕、咳嗽，大便 2 日一行，排便畅，质软。舌偏大，苔薄微黄；脉弦细。前方去枳壳、川楝子、延胡索，加藿香、山药、生地黄。继服 2 周，巩固疗效。

处方：太子参 15g，北沙参 12g，麦冬 10g，玄参 15g，丹参 15g，黄精 10g，芦根 15g，白茅根 15g，百合 12g，苏梗 10g，藿香 10g，山药 20g，熟大黄 10g，生地黄 15g，连翘 12g，橘红 10g，郁金 10g，生甘草 6g。水煎服，日 1 剂。

【按语】本例患者以不欲饮食为主症，有慢性胃病史，因其不愿行胃镜检查程度无法确认，但结合病情考虑仍以慢性浅表性胃炎之类治疗。李老从事中医临床工作近 50 年，尤其擅长治疗消化系统疾病，特别在治疗慢性胃炎（浅表性胃炎、萎缩性胃炎）方面，积累了丰富的经验，注重辨病施治，同中求异，应用清、和、润、补、化瘀等法，用药注重清、轻、简而不再伤胃之虞，临床取得较好的效果。本案患者之饮食不消、不欲饮食因属脾胃虚弱，故以太子参、白术、玉竹益气健脾兼养胃阴治本；蒲公英、连翘清胃热；藿香、佩兰、豆蔻芳香醒脾，兼合清半夏、苏梗、陈皮辛开苦降，促进脾胃健运，和中以斡旋脾胃之气机；焦三仙合炙内金消食积，促食欲；生甘草调和诸药。患者自幼体质较弱，治疗过程中曾出现流黄涕、咽痛、咳嗽等风热感冒之症，相应给予治疗。服药 21 剂后，患者纳食佳，随后调整方药，重在补养脾胃之气阴治本，增强患者体质。而本例患者的治疗中，体会最深的是其病之产生与其不良生活习惯密切相关，其为独生子，娇生惯养，饮食偏食，而又喜熬夜，甚则彻夜上网打游戏，故正气益伤，疾病渐生。李老整个治疗过程中，苦口婆心，劝导其改掉不良生活习惯，对病患这种深切的关爱值得吾辈学习。

嘈　杂
（慢性萎缩性胃炎）

杜某某，女，55 岁。2006 年 2 月 20 日初诊。

主诉：胃脘嘈杂不舒，呃逆反酸反复发作 10 余年。

诉 10 余年来胃脘嘈杂不舒反复发作，时伴呃逆反酸，胃内时觉有气上逆，胃脘胀气；平素易气急，大便时便秘，神疲乏力，眠佳。舌嫩红，边尖红，舌质偏暗，苔薄黄；脉细。2004年 7 月于北京大学第一医院胃镜确诊：慢性萎缩性胃炎伴肠化；病理检查：（窦）表浅黏膜中度慢性胃炎伴重度肠化；HP（＋），曾以西药三联治疗。2005 年 10 月 14 日于同仁医院复查胃镜：结果基本同上；HP（－）。

中医诊断：嘈杂（气阴两虚，肝热）。

西医诊断：慢性萎缩性胃炎。

治法：养阴清热，疏肝和胃。

处方：太子参 15g，北沙参 12g，百合 12g，蒲公英 12g，连翘 12g，白花蛇舌草 15g，清半夏 10g，苏梗 10g，丹参 15g，三七 10g，川楝子 6g，延胡索 10g，青皮 6g，陈皮 6g，枳壳 10g，郁金 10g，绿萼梅 6g，生甘草 6g。水煎服，日 1 剂。

二诊（2 月 27 日）：胃脘嘈杂不舒较前明显缓解，现觉胃脘胀气、反酸，大便偏干。舌嫩红，边尖红，舌质偏暗，苔薄黄；脉细弦。前方去太子参易以党参 12g，去北沙参、青陈皮、绿萼梅、川楝子、延胡索之类辛散之品，加生黄芪、茯苓、藿香、川浙贝、生谷麦芽、炙内金，以健脾助运，化痰湿而除胃酸。

处方：党参 12g，生黄芪 20g，茯苓 12g，百合 12g，清半夏

10g，蒲公英 12g，连翘 12g，白花蛇舌草 15g，藿香 6g，川贝母 6g，浙贝母 6g，郁金 10g，枳壳 10g，苏梗 10g，生谷芽 10g，生麦芽 10g，三七 10g，丹参 15g，炙内金 6g，生甘草 6g。水煎服，日 1 剂。

三诊（3 月 5 日）：病情较前明显缓解，自觉纳食稍多则胃脘不舒服，口干欲饮。舌嫩红，边尖红，舌质偏暗，苔薄黄；脉细弦。基于舌脉之象，患者肝胃郁热仍盛，故本方减补脾之药物，试以清法为主立方，在原方之清热解毒药蒲公英、连翘、白花蛇舌草外，加芦根、白茅根、桑白皮类甘寒之品以清热生津。

处方：蒲公英 12g，连翘 12g，白花蛇舌草 15g，芦根 10g，白茅根 15g，清半夏 10g，浙贝母 6g，川贝母 6g，佩兰 6g，藿香 10g，百合 12g，丹参 15g，三七 10g，焦三仙各10g，炙内金 6g，桑白皮 10g，丝瓜络 6g，竹茹 6g，生甘草 6g。水煎服，日 1 剂。

四诊（3 月 12 日）：药后诸症较前明显好转，仅觉胃内偶做揪紧感，大便正常。舌嫩红，苔薄黄；脉细弦，沉取无力。前方加绿萼梅以疏肝和胃理气，白花蛇舌草增至 20g。

处方：蒲公英 12g，连翘 12g，白花蛇舌草 20g，芦根 10g，白茅根 15g，清半夏 10g，浙贝母 6g，川贝母 6g，佩兰 6g，藿香 10g，桑白皮 10g，三七 10g，丹参 15g，焦三仙各10g，炙内金 6g，百合 12g，竹茹 6g，绿萼梅 6g，丝瓜络 6g，生甘草 6g。水煎服，日 1 剂。

五诊（3 月 19 日）：前药服用 7 日，仅有 1 天因生气后曾出现胃脘部揪紧感，伴呃逆不爽。舌边尖红，苔薄黄稍滑；脉细弦。前药后病情稳定，但因生气而肝气郁结，肝火犯胃，故组方加强疏肝和胃之功。

处方：蒲公英 12g，连翘 12g，白花蛇舌草 20g，藿香 10g，佩兰 6g，清半夏 10g，浙贝母 6g，川贝母 6g，茯苓 12g，郁金 12g，枳壳 10g，百合 12g，生谷芽 10g，生麦芽 10g，竹茹 6g，山药 20g，炙内金 6g，川楝子 10g，延胡索 10g，北沙参 12g，生甘草 6g。水煎服，日 1 剂。

六诊（3 月 26 日）：病情稳定，无明显不适。舌嫩红，苔薄白；脉细弦。组方加重益气养阴固本之功。

处方：太子参 15g，北沙参 12g，百合 12g，茯苓 12g，白术 10g，山药 20g，蒲公英 15g，连翘 12g，苏梗 10g，丹参 12g，三七 6g，郁金 10g，枳壳 10g，生谷芽 10g，生麦芽 10g，竹茹 6g，炙内金 6g，浙贝母 6g，川贝母 6g，生甘草 6g。水煎服，日 1 剂。

七诊（4 月 2 日）：诸症均较前明显好转。胃脘拘紧感消失，胃脘偶觉胀气，大便日 1 次，偏干。舌边红，苔薄白；脉细弦。前方去竹茹，加熟大黄 10g。加减服用 1 月后停药，嘱患者饮食有节，情志有常，随访 1 年，病未复发。

【按语】本案慢性萎缩性胃炎伴糜烂，伴重度肠化，病程已长，胃脘疼痛不显，自觉嘈杂不舒，神疲乏力，性情急躁，舌边尖红，舌苔薄黄；脉细弦，证属气阴两虚，兼有肝热犯胃，治从益气养阴，清热疏肝为主。李老以清、润、和、补、化瘀五法组方，结合辨病，对慢性萎缩性胃炎，重在润补以扶正，以太子参、北沙参、百合益气养阴，促进胃黏膜修复，且所用之药药性平和不易助热、伤中。清法处以蒲公英、连翘、白花蛇舌草清热解毒，防癌抗癌，尤其患者已有肠化病变，白花蛇舌草多为必用之品。和法目的在于调节脾胃气机之升降，肝胃（脾）气机之调和，处以苏梗、半夏、陈皮和胃理气，辛开苦降；川楝子、延胡索为金铃子散组方，清肝和胃；郁金、枳壳疏肝利胆，青皮、绿萼梅疏肝和胃。诸药合用斡旋于脾胃、肝胆气机之间，尤其对反酸、呃逆之类症状改善明显。化瘀之法常用丹参合三七，养血活血，促进胃黏膜血液循环。

二诊患者以胃脘"揪紧"（患者自述）、反酸症状为主，提示脾胃气滞，肝胃不和。在上方的基础上，需加强脾胃之功能，一者加强补气之品，处以党参、黄芪、茯苓以健脾益气，气旺则有助于气机运行；另加强运脾之功，脾运健才能使补脾之药力发挥，方中以芳香运脾之藿香促进脾之健运，生谷麦芽合内金运脾助消化。此外对于反酸之患者，李老常用川浙贝消痈散结化痰湿，并有助于修复糜烂之胃黏膜，减轻反酸症状。诸药合用可恢复脾升胃降之生理。

本例患者治疗2月余，病情稳定而停药。治疗后期，患者舌苔转薄白，提示肝胃郁热清化效显，患者以气阴两虚之本为主，故治疗增加补气养阴治本之力。

嘈杂，虚火喉痹

（慢性萎缩性胃炎，慢性咽炎）

徐某某，女，55岁。2011年12月11日初诊。

主诉：胃脘嘈杂不舒反复发作5年余，加重2个月。

患者自述5年来胃脘嘈杂不舒反复发作，现症见纳少，稍多食或饥饿时均觉胃脘嘈杂不舒，劳累后亦加重，无胃脘胀痛、呃逆、吞酸，大便正常，稍饮水后则尿频。平素工作压力大（为高校党委书记），脱发多，伴口干，少气懒言，多言则咽痛，甚则难以发声。2年前行胃镜检查确诊为慢性萎缩性胃炎。2月前复查胃镜示：胃窦胃黏膜中度炎症伴肠化；查HP（-）。慢性咽炎病史，查咽红。舌尖红，偏暗，苔少；脉细弦。

中医诊断：嘈杂，虚火喉痹（气阴不足，肝胃郁热）。

西医诊断：慢性萎缩性胃炎，慢性咽炎。

治法：益气养阴，清热理气活血。

处方：①生黄芪15g，女贞子10g，枸杞子15g，黄精12g，蒲公英10g，连翘10g，白花蛇舌草15g，苏梗10g，清半夏10g，川楝子 6g，延胡索 10g，丹参 15g，郁金 10g，枳壳 10g，丝瓜络 6g，生甘草 6g。水煎服，日 1 剂。②西洋参 15g，麦冬 15g，枸杞子 30g，贡菊花 15g，生甘草 15g。1 剂，分 10～15 次，泡水代茶。

二诊（12 月 26 日）：自述虽近来工作过度劳累，但胃脘嘈杂不舒明显减轻，2 周内仅发作 2 次，饥饿时嘈杂不适，食后缓解，大便正常，饮水后尿频减轻，气短、咽部不适感明显好转。舌淡红，偏暗，苔少，中偏厚；脉细弦。前方去清半夏、川楝子之辛燥，加白术、山药、生薏米、焦三仙，以加强健脾益气助运之功，另生黄芪、枸杞子均由 15g 增至 20g。

处方：①生黄芪 20g，白术 10g，山药 20g，女贞子 10g，枸杞子 20g，黄精 12g，郁金 10g，枳壳 10g，蒲公英 10g，连翘 10g，白花蛇舌草 15g，丹参 15g，生薏米 20g，苏梗 10g，丝瓜络 6g，延胡索 10g，焦三仙各 6g，生甘草 6g。水煎服，日 1 剂。②西洋参 30g，麦冬 30g，枸杞子 60g，贡菊花 30g，生甘草 30g，玫瑰花 30g。1 剂，分 20 次左右，泡水代茶。

三诊（2012 年 1 月 16 日）：胃脘无不适感，述服药期间曾因公出国至某非洲国家，期间饮食以牛排、沙拉类为主，但胃脘痛亦无发作，体重较服药前增加 5kg。舌嫩红，偏暗，苔少；脉细弦。前方去郁金、延胡索、焦三仙，加党参、茯苓、百合、清半夏、生谷麦芽，此外生黄芪、枸杞子、山药、生薏米均由 20g 增至 30g，白花蛇舌草由 15g 增至 20g。

处方：生黄芪 30g，枸杞子 30g，党参 12g，女贞子 10g，黄精 12g，茯苓 12g，白术 10g，山药 30g，蒲公英 10g，连翘 10g，白花蛇舌草 20g，生薏米 30g，苏梗 10g，百合 12g，清半夏 10g，生谷芽 10g，生麦芽 10g，丹参 15g，枳壳 10g，丝瓜络 6g，生甘草 6g。水煎服，日 1 剂。

四诊（4 月 23 日）：前方服用 14 剂后，停药 2 月余。期间胃脘基本无异常症状，纳佳，二便正常。舌淡红，偏暗，苔薄白；脉细弦。建议继服前方14剂，隔日1剂，以巩固疗效。

【按语】李老认为，部分慢性胃炎患者常兼有慢性咽炎，和（或）慢性食管炎，可称之为上消化道二/三联征。治疗的时候往往取效更难，需要全面兼顾治疗，才能取得良效。本案慢性萎缩性胃炎伴肠化，兼有慢性咽炎，病程长，胃脘疼痛不显，自觉嘈杂不舒为主症，结合脉证，证属气阴两虚，兼有肝热犯胃，治从益气养阴、清热疏肝为主，李老仍以清、润、和、补、化瘀五法组方。清法处以蒲公英、连翘、白花蛇舌草清热解毒，防癌抗癌，尤其患者已有肠化病变，具有防癌作用的白花蛇舌草多为必用之品。润、补法以固本，本案需注意扶正，润补脾胃之气阴为主，需兼顾肝肾之阴，以生黄芪、党参、白术、茯苓、女贞子、枸杞子、黄精、百合等益气养阴，尤其女贞子、枸杞子之类养阴药性平善润，亦不滋腻。以苏梗、半夏辛开苦降，调理脾胃气机；川楝子、延胡索清肝和胃；郁金、枳壳疏肝利胆，丝瓜络疏通肝胃经络，诸药合用斡旋于脾胃、肝胆气机之间。丹参养血活血，促进胃黏膜血液循环。后诊时继续加强扶正之品，对于伴有肠化、增生之病变，在清热解毒药物的基础上，善用生薏苡仁之健脾消痈以治之。

李老治疗慢性萎缩性胃炎建议服药1年，病情稳定可断续服，如服药3周，可休息1周，或隔日服药1剂。但多数患者畏中药之苦，往往症状消失即停药，病证易反复，但若生活中注意饮食有节、调摄情志，胃病之苦或就此不再。

此外，由于本案伴有慢性咽炎，处以药茶辅助治之，可事半功倍。茶饮是中医的一个特殊的简便疗法，是用少量的药物，代茶作饮，既方便又持久，对慢性病的确是大有用处。经长期临床实践，根据患者咽炎之临证表现，李老立法三种药茶——清咽饮、清凉饮、清补饮。本案证属气阴两伤，故选用清补饮，在清咽饮（桔梗、菊花、麦冬、甘草）之基础上，去桔梗，加枸杞子、西洋参、玫瑰花治之。嘱患者每日坚持泡水代茶频饮，可起到局部用药兼整体调理之双重疗效。

呃 逆 1

（慢性浅表性胃炎）

吴某某，男，37 岁。2005 年 3 月 1 日初诊。

主诉：纳食后打嗝不爽 3 年余。

3 年前开始出现饭后脘腹胀满，呃逆不爽，甚则呕吐，病情逐渐加重，大便 2～3 日一行，质干，小便正常。2004 年 10 月于 301 医院行胃镜检查示：慢性非萎缩性胃炎。舌体胖大，苔薄黄腻；脉弦细。

中医诊断：呃逆（阴虚内热，胃气上逆）。

西医诊断：慢性浅表性胃炎。

治法：清热养阴，和胃降逆。

处方：蒲公英 12g，连翘 12g，白花蛇舌草 15g，川楝子 6g，延胡索 10g，百合 12g，苏梗 10g，藿香 6g，厚朴 10g，全瓜蒌 20g，玄参 12g，熟大黄 10g，生谷芽 10g，生麦芽 10g，三七 10g，丹参 15g，生甘草 6g。水煎服，日 1 剂。

二诊（3 月 8 日）：饭后脘腹胀满、呃逆较前减轻，大便 2～3 日一行，质软，排便不畅。舌体偏胖，嫩红，苔薄白；脉弦细。守前方增强养阴扶正之力，增加太子参、北沙参。

处方：太子参 15g，北沙参 12g，玄参 12g，百合 12g，蒲公英 12g，连翘 12g，白花蛇舌草 15g，川楝子 6g，延胡索 10g，苏梗 10g，厚朴 10g，全瓜蒌 20g，熟大黄 10g，生谷芽 10g，生麦芽 10g，藿香 6g，丹参 15g，三七 10g，生甘草 6g。水煎服，日 1 剂。

三诊（3 月 15 日）：家人代诉服上药后，诸症均明显减轻。

继取前方 14 剂服用。

随访：本例患者前后服药 28 剂，随访病情稳定，胃脘无明显不适。

【按语】此案慢性浅表性胃炎患者，胃脘胀痛之证不明显，临床表现以打嗝、便秘为主，胃气上逆则发为呃逆，而肠胃燥热、腑气不通则为便秘。呃逆病变关键脏腑为胃，并与肺、肝有关。正如《景岳全书·呃逆》曰："然致呃之由，总由气逆，气逆于下，则直冲于上，无气则无呃，无阳亦无呃，此病呃之源所以必由气也"。故以蒲公英、连翘、白花蛇舌草清热解毒；川楝子、延胡索疏肝理气泄热；苏梗、藿香芳香运脾，合善降气之厚朴，以促进胃肠运动；生谷麦芽消食化积，以助胃气；玄参、百合润养胃肠，全瓜蒌合熟大黄润肠通便，兼清肺；丹参、三七活血化瘀。诸药合力，集消、补、温、清、利、行数法于一方之中，虽未直接用降气止呃逆常用之丁香、柿蒂、代赭石、竹茹之类药物，但以调和脾胃气机论治，而取效显著。

呃　逆₂

（单纯性膈肌痉挛）

赵某某，女，28 岁。2009 年 2 月 2 日初诊。

主诉：饭后打嗝 1 年，加重 3 个月。

患者自述于 1 年前缘于生气后，开始出现常于纳食后呃逆频频，约 1 小时缓解，但近 3 个月病情加重，甚至数小时后仍不缓解，胃脘连及胁肋胀闷不舒。平素有少量黄白带下，时觉腰酸，大便干，2～3 日一行。舌嫩红，苔薄白；脉弦。曾行胃镜检查：无异常；HP（-）。患者非常痛苦，曾多次服中西药物治疗，疗效不佳而求诊。

既往有甲状腺机能减退症病史，正服西药治疗。

中医诊断：呃逆（肝胃不和）。

西医诊断：单纯性膈肌痉挛。

治法：疏肝和胃，清热养阴。

处方：蒲公英 10g，连翘 12g，橘红 10g，藿香 10g，佩兰 6g，玄参 10g，生地黄 10g，郁金 10g，枳壳 10g，清半夏 10g，醋柴胡 10g，白芍 10g，苏梗 10g，藕节 10g，路路通 10g，生甘草 6g。水煎服，日 1 剂。

二诊（2 月 16 日）：药后呃逆减轻，食后呃逆多数分钟自止，晨起胃脘不适感，大便 1～2 日一行，质软。舌嫩红，苔薄白；脉弦。前方去玄参、生地黄、佩兰、藕节、路路通，加党参、北沙参、玉竹、生薏米、香附、焦三仙、炙内金，加强益气养阴、运脾之功。

处方：党参 10g，北沙参 12g，清半夏 10g，苏梗 10g，郁金 10g，枳壳 10g，醋柴胡 10g，白芍 10g，香附 10g，藿香 10g，玉竹 10g，生薏米 30g，蒲公英 10g，连翘 12g，橘红 10g，焦三仙_各10g，炙内金 6g，生甘草 6g。水煎服，日 1 剂。

三诊（3 月 1 日）：3 日前因受凉出现上吐下泻，脘腹胀痛，纳差，自服藿香正气水后吐泻止。现症见纳食后打嗝，数分钟可自止，脘腹不舒，大便 1～2 日一行，质软。舌嫩红，苔薄；脉弦细。虑其吐泻缘于脾虚湿盛，处以吴鞠通之"四加减正气散"加减，加强化湿运脾阳之功。

处方：党参 10g，茯苓 12g，白术 10g，佩兰 6g，藿香 10g，木香 6g，豆蔻 6g，厚朴 10g，陈皮 10g，苏梗 10g，清半夏 6g，焦三仙_各10g，炙内金 6g，芦根 12g，连翘 10g，炒莱菔子 6g，生甘草 6g。水煎服，日 1 剂。

四诊（3 月 8 日）：诉纳食后呃逆较前明显减轻，多发于午饭纳食过多以后，无脘腹不适，大便 2～3 日一行，质干。舌嫩红，苔薄白；脉弦细。前方去佩兰，加当归 10g 以养血润肠，枳壳 10g 以理气。

处方：党参 10g，白术 10g，茯苓 12g，当归 10g，藿香 10g，清半夏 6g，木香 6g，豆蔻 6g，厚朴 10g，炒莱菔子 6g，枳壳 10g，苏梗 10g，陈皮 10g，芦根 12g，连翘 10g，焦三仙各 10g，炙内金 6g，生甘草 6g。水煎服，日 1 剂。

五诊（3 月 15 日）：偶午饭后呃逆发作，大便 1～2 日一行，质软。舌嫩红，苔薄白；脉弦细。前方加石斛 10g 以助养阴和胃。

处方：党参 10g，白术 10g，茯苓 12g，当归 10g，藿香 10g，清半夏 6g，木香 6g，豆蔻 6g，厚朴 10g，炒莱菔子 10g，枳壳 10g，苏梗 10g，陈皮 10g，芦根 12g，连翘 10g，焦三仙各 10g，炙内金 6g，石斛 10g，生甘草 6g。水煎服，日 1 剂。

六诊（3 月 29 日）：2 周内未发呃逆，大便 2 日一行。舌嫩红，苔薄白；脉细。前方去白术、茯苓、当归，加北沙参、麦冬、玉竹，以润养胃阴。

处方：党参 10g，北沙参 12g，麦冬 10g，玉竹 10g，藿香 10g，清半夏 6g，木香 6g，豆蔻 6g，厚朴 10g，炒莱菔子 10g，枳壳 10g，苏梗 10g，陈皮 10g，芦根 12g，连翘 10g，焦三仙各 10g，炙内金 6g，石斛 10g，生甘草 6g。水煎服，日 1 剂。

【按语】本例纳后呃逆日久，往往证情复杂，属于本虚标实之证，标实为食胀难消致胃气上逆之象，本虚亦属脾胃虚弱而虚逆之势。据此病机为中虚为本，邪实为标。考虑到患者标证为重，急则治其标，故补益气阴之品暂不应用。初诊经投蒲公英、连翘清热解毒；藿香、佩兰芳香醒脾助运；玄参、生地黄增液行舟；郁金、枳壳、醋柴胡、白芍、苏梗疏肝利胆，理气活血；清半夏、橘红清利痰湿，健脾和中；佐藕节通利化瘀，路路通通络利水之功，针对患者可能存在的泌尿系或妇科炎症而治。7 剂药后患者呃逆逐渐缓解，治疗将前方清化为主之治法，改为清补兼施。后诊则加强补气养阴扶正之品，处以党参、白术、茯苓、北沙参、石斛、麦冬、玉竹等药。在治疗中患者曾出现因受凉而伤脾胃出现上吐下泻之症，李老以吴鞠通之四加减正气散加减治之，并以白术、山药、茯苓等药增强健脾化湿之功。病症后期患者肝胃郁热之证缓解之时，将清热解毒之品蒲公英、连翘易以甘寒之芦根，清热生津，并降胃气；食后之呃逆，总与食胀难消有关，故处以炒莱菔子、焦三仙、炙内金以消食运脾除胀。患者治疗约 2 月余而愈。

反 酸 1

（反流性食管炎，慢性浅表性胃炎）

郭某某，女，62 岁。2011 年 3 月 15 日初诊。

主诉：反酸、呃逆反复发作 20 余年。

自述有慢性胃病史 20 余年，苦于反酸、呃逆反复发作，近 3 月加重，每日均感胃脘烧灼感，饭后呃逆频频，脘腹胀满，纳差，二便正常，晨起口苦。舌体胖大，舌质暗，舌边红，苔薄黄；脉细弦。

曾于 301 医院行胃镜检查：慢性非萎缩性胃炎、反流性食管炎。

中医诊断：反酸（肝胃郁热）。

西医诊断：反流性食管炎，慢性浅表性胃炎。

治法：疏肝和胃，清热益阴。

处方：醋柴胡 10g，白芍 12g，郁金 10g，枳壳 10g，蒲公英 15g，连翘 12g，白花蛇舌草 15g，清半夏 10g，苏梗 10g，百合 12g，浙贝母 10g，山药 20g，黄精 12g，丹参 15g，生谷芽 10g，生麦芽 10g，藿香 6g，川楝子 10g，延胡索 10g，三七 10g，绿萼梅 6g，生甘草 6g。水煎服，日 1 剂。

二诊（3月22日）：诉仍打嗝，食欲差，脘腹胀满、反酸明显好转。舌暗红，苔薄微腻；脉弦细。组方加强清肝和胃、清化运脾之功。

处方：川楝子10g，延胡索10g，清半夏10g，苏梗10g，藿香10g，佩兰6g，郁金10g，枳壳10g，焦三仙各10g，厚朴6g，熟大黄10g，蒲公英10g，连翘12g，炒莱菔子10g，陈皮10g，生甘草6g。水煎服，日1剂。

三诊（3月29日）：诉服药后胃脘胀满减轻，纳食可，仍打嗝，胃内无反酸，时有口苦，双眼干涩，大便可。舌质偏暗，苔薄腻；脉弦细。前方加山药30g，加强健脾和胃，扶正之功。

处方：川楝子10g，延胡索10g，清半夏10g，苏梗10g，藿香10g，佩兰6g，郁金10g，枳壳10g，焦三仙各10g，厚朴6g，熟大黄10g，蒲公英10g，连翘12g，炒莱菔子10g，陈皮10g，山药20g，生甘草6g。水煎服，日1剂。

四诊（4月5日）：诉诸症明显减轻，胃脘无不适，仅饭后打嗝，晨起口苦，二便调。舌质偏暗，苔薄腻；脉细。守前方加白茅根15g以清胃热生津。

处方：川楝子10g，延胡索10g，清半夏10g，苏梗10g，藿香10g，佩兰6g，郁金10g，枳壳10g，焦三仙各10g，厚朴6g，熟大黄10g，蒲公英10g，连翘12g，炒莱菔子10g，陈皮10g，山药20g，白茅根15g，生甘草6g。水煎服，日1剂。

五诊（4月12日）：病情稳定，胃脘无胀痛，反酸、呃逆均好转，口苦减轻，大便正常。舌胖大，苔黄白；脉弦细。守前方加减，去白茅根，加佛手10g以疏肝和胃健脾。

处方：川楝子10g，延胡索10g，清半夏10g，苏梗10g，藿香10g，佩兰6g，郁金10g，枳壳10g，焦三仙各10g，厚朴6g，熟大黄10g，蒲公英10g，连翘12g，炒莱菔子10g，陈皮10g，山药20g，佛手10g，生甘草6g。水煎服，日1剂。

六诊（4 月 26 日）：反酸及呃逆偶作，大便正常，无口苦。舌胖大，舌质偏暗，苔薄；脉弦。久坐后站立感觉双腿酸痛，前方加鸡血藤 15g，以活血通络。

处方：川楝子 10g，延胡索 10g，清半夏 10g，苏梗 10g，藿香 10g，佩兰 6g，郁金 10g，枳壳 10g，焦三仙各 10g，厚朴 6g，熟大黄 10g，蒲公英 10g，连翘 12g，炒莱菔子 10g，陈皮 10g，山药 20g，佛手 10g，鸡血藤 15g，生甘草 6g。水煎服，日 1 剂。

七诊（5 月 10 日）：反酸、呃逆偶发，大便正常。舌偏大，舌质偏暗，边有齿痕；脉弦。前方去佩兰、山药、鸡血藤，加丹参、丝瓜以加强活血通络之功。

处方：川楝子 10g，延胡索 10g，佛手 10g，姜半夏 10g，郁金 10g，枳壳 10g，蒲公英 10g，连翘 10g，藿香 10g，陈皮 10g，熟大黄 10g，厚朴 6g，苏梗 10g，炒莱菔子 10g，丹参 15g，丝瓜络 6g，焦三仙各 10g，生甘草 6g。水煎服，日 1 剂。

八诊（5 月 31 日）：近 1 周受凉感冒后，自觉气喘、胸闷，服抗生素等西药治疗好转。胃脘无明显异常，大便正常。舌尖红，苔黄白，偏干；脉细。前方加减，以桑白皮、黄芩、苦杏仁、炒苏子、桑叶、菊花等疏散外邪，轻清肺热；同时兼顾脾胃之治。

处方：桑白皮 10g，黄芩 10g，苦杏仁 10g，炒苏子 6g，桑叶 10g，菊花 10g，姜半夏 10g，蒲公英 10g，连翘 10g，藿香 10g，陈皮 12g，熟大黄 10g，厚朴 6g，苏梗 10g，炒莱菔子 10g，丝瓜络 6g，焦三仙各 10g，川贝母 6g，浙贝母 6g，橘红 10g，生甘草 6g。水煎服，日 1 剂。

九诊（6 月 7 日）：气喘、胸闷已消失，胃脘无不适，二便正常。舌嫩红，苔薄黄；脉弦。肺热已清，继守七诊处方加减，去佛手、熟大黄、丹参，加山药、百合、三七。继续服药 2 周，以巩固疗效。

处方：蒲公英 12g，连翘 12g，郁金 10g，枳壳 10g，姜半夏 10g，苏梗 10g，藿香 10g，厚朴 6g，陈皮 10g，川楝子 6g，延胡索 10g，炒莱菔子 10g，焦三仙 各 10g，山药 30g，百合 10g，丝瓜络 6g，三七 6g，生甘草 6g。水煎服，日 1 剂。

随访 1 年，病情稳定。

【按语】本例慢性胃病患者，以反酸症状最为痛苦，而对于反酸之症，李老少用"制酸"之法，多从辨证论治，究其病因多与肝有关，以疏肝利胆，和胃降逆治之。疏肝利胆之枳壳、郁金多为必用之品，酌情加柴胡、白芍、川楝子、延胡索、苏梗、半夏、绿萼梅等，以四逆散、柴胡疏肝散、金铃子散等化裁治之。若为胃反流至食管、咽喉，多选用苏梗合半夏，辛开苦降共用。苏梗善调肝胃、胸中气滞，宽胸利膈，《本草崇原》言其"气味辛平……能使郁滞上下宣行，凡顺气诸品，惟此纯良，疏气而不迅下"，而半夏善降胃中逆气，消痞散结。需注意反酸之症，提示胃黏膜存在糜烂性炎症，需以清法治之，李老善用清热解毒之蒲公英、连翘、白花蛇舌草。浙贝母、牡蛎之属消肿散结，兼有制酸之功；泛酸之症，总与脾胃运化不健相关，治疗之时加消导健脾、助脾阴、醒脾之药，如山药、黄精、焦三仙、生谷麦芽、炙内金、炒莱菔子之类。尤其焦三仙之用，李老有"见酸益酸"之认识，认为用酸性药物可使胃本身分泌酸减少，临证试用，或可取良效，可谓"反治法"之临床应用之验。

反　酸 2

（慢性浅表性胃炎，反流性食管炎）

郑某某，男，50 岁。2012 年 5 月 28 日初诊。

主诉：前胸正中灼热感，伴反酸反复发作数年。

数年来反复出现食道灼热，反酸，晨起为重，经中西医多方治疗，病情无明显改善。于去年年初病情加重，患者因而精神压力大，导致性情抑郁，曾于 301 医院诊断为抑郁症，服抗抑郁药治疗 6 个月，情绪好转，自行停药。现见食管灼热感，反酸明显，食后呃逆，纳少，二便正常，精神易紧张，睡眠差。原有烟酒嗜好，现已戒除。舌淡红，舌质偏暗，边有齿痕，苔黄白；脉弦数。

曾查胃镜示：慢性浅表性胃炎伴糜烂、反流性食管炎。高血压家族病史，查 BP 130/80mmHg；有胆囊炎、脂肪肝、肾囊肿病史。

中医诊断：反酸（肝胃郁热）。

西医诊断：慢性浅表性胃炎，反流性食管炎。

治法：疏肝和胃。

处方：醋柴胡 10g，炒白芍 10g，郁金 10g，枳壳 10g，佛手 10g，香橼 10g，丹参 15g，当归 10g，合欢皮 15g，首乌藤 20g，姜半夏 10g，天麻 10g，夏枯草 10g，蒲公英 12g，连翘 12g，川楝子 10g，延胡索 10g，生甘草 6g。水煎服，日 1 剂。

二诊（6 月 4 日）：服药 3 剂后即感呃逆、反酸明显减轻，但昨日因饮食不慎（食烧烤），呃逆、反酸发作，但程度较前减轻，二便正常。舌红，边有齿痕，苔黄白；脉细弦。前方加太子参 20g，以增强益气养阴固本之功。

处方：醋柴胡 10g，炒白芍 10g，郁金 10g，枳壳 10g，佛手 10g，香橼 10g，丹参 15g，当归 10g，合欢皮 15g，首乌藤 20g，姜半夏 10g，天麻 10g，夏枯草 10g，蒲公英 12g，连翘 12g，川楝子 10g，延胡索 10g，太子参 20g，生甘草 6g。水煎服，日 1 剂。

三诊（6 月 11 日）：偶觉胸前正中，时连及背部烧灼感，伴心悸、胸闷，纳可，二便正常，眠佳。舌嫩红，偏暗，苔白；脉细弦。心悸提示患者心气不足，以生脉散（太子参、麦冬、五味子）合四君子汤（太子参、白术、茯苓、甘草）益气养阴复脉，余药加减斟酌。

处方：太子参20g，麦冬10g，五味子6g，丹参15g，郁金10g，枳壳10g，佛手10g，姜半夏10g，蒲公英12g，连翘12g，川楝子10g，延胡索10g，藿香10g，丝瓜络6g，茯苓12g，炒白术10g，苏梗10g，橘红10g，三七10g，生甘草6g。水煎服，日1剂。

四诊（6月25日）：反酸、呃逆明显好转，偶饮食不慎后发作，胸闷、心悸消失，二便正常。舌暗红，嫩；脉细弦。前方去麦冬、五味子、茯苓、白术、丝瓜络，加北沙参、炒山药养阴健脾，浙贝母、煅瓦楞子制酸止痛。

处方：太子参20g，北沙参12g，炒山药20g，丹参15g，郁金10g，枳壳10g，佛手10g，姜半夏10g，蒲公英12g，连翘12g，川楝子10g，延胡索10g，浙贝母10g，煅瓦楞子$_先$10g，藿香10g，苏梗10g，橘红10g，三七10g，生甘草6g。水煎服，日1剂。

五诊（7月2日）：药后呃逆、反酸明显减轻，二便正常。舌质暗，苔薄，边有齿痕；脉细弦。守方加减，前方去浙贝母、煅瓦楞子，加石斛、炒白芍，以益胃阴、养肝血，前方太子参、炒山药均由20g增至30g。

处方：太子参30g，北沙参12g，炒山药30g，丹参15g，郁金10g，枳壳10g，佛手10g，姜半夏10g，蒲公英12g，连翘12g，川楝子10g，延胡索10g，石斛10g，炒白芍10g，藿香10g，苏梗10g，橘红10g，三七10g，生甘草6g。水煎服，日1剂。

【按语】《素问·至真要大论篇》曰："诸呕吐酸，暴注下迫，皆属于热"，认为本病证多属热；《寿世保元·吞酸》曰："夫酸者肝木之味也，由火盛制金，不能平木，则肝木自甚，故为酸也"，又说明吐酸与肝木有关。本案以反酸为最痛苦之证，结合其有慢性胆囊炎、脂肪肝、高血压、抑郁症诸病史，治疗当从肝胆入手，以肝气犯胃为其基本病机，疏肝和胃法为基本治法。李老多用疏肝利胆、调理气血之枳壳、郁金，合柴胡、白芍、当归疏肝养血，川楝子、延胡索疏肝清热，佛手合香橼疏肝和胃，化痰湿；半夏降逆消痞。反酸之症，提示胃黏膜糜烂炎症，治疗之时清法必用，蒲公英、连翘合用清热。本例患者并见肝热、肝阳上亢之征，处以天麻、夏枯草清肝平肝，平降血压；夏枯草合半夏以调和阴阳，有助于睡眠；而合欢皮合首乌藤之药对也重在疏肝，养血安神之用；佐以生甘草调和诸药。治疗过程中亦有用见酸制酸之法，处以煅瓦楞子、浙贝母合用。而治疗后期加强益气养阴之品之用，以翼"正气存内，邪不可干"。

胃　痛 1
（慢性浅表性胃炎，反流性食管炎）

崔某某，女，59 岁。2011 年 12 月 11 日初诊。

主诉：胃脘胀痛反复发作 20 余年。

症见胃脘胀痛反复发作，灼热感，伴烧心，以食后为甚，时觉阵发性烘热感，久视双目干涩疼痛，夜间口苦、口干；睡眠差，睡眠不实，多梦，大便干少，2～3 日一行。2011 年 12 月 7 日胃镜示：反流性食管炎、慢性浅表性胃炎伴糜烂；2004 年诊断为甲亢，伴甲状腺结节。舌红，质暗，胖大；脉弦，脾胃脉弱。

中医诊断：胃脘痛（肝火犯胃）。

西医诊断：慢性浅表性胃炎，反流性食管炎。

治则：疏肝清热，和胃止痛。

处方：醋柴胡 10g，白芍 10g，郁金 10g，枳壳 10g，蒲公英

10g，连翘 12g，川楝子 10g，延胡索 10g，丹参 15g，苏梗 10g，三七 6g，生地黄 15g，陈皮 6g，丝瓜络 6g，生甘草 6g。水煎服，日 1 剂。

二诊（12 月 19 日）：胃脘胀痛、灼热感消失，睡眠差，入睡困难，睡眠不实，多梦，早醒，晨起 3～4 点则觉胃中嘈杂不舒，双眼视物昏花，口干、口苦减轻，大便正常。舌红，舌质暗；脉细弦。前方加合欢皮、首乌藤，以滋养心肝阴血，安神助眠。

处方：醋柴胡 10g，白芍 10g，郁金 10g，枳壳 10g，蒲公英 10g，连翘 12g，川楝子 10g，延胡索 10g，丹参 15g，苏梗 10g，三七 6g，生地黄 15g，合欢皮 12g，首乌藤 15g，陈皮 6g，丝瓜络 6g，生甘草 6g。水煎服，日 1 剂。

三诊（2 月 21 日）：前药后病情明显好转，因惧中药之苦，病情稳定便自行停药已 2 月。现胃脘无胀痛、灼热感，自觉咽喉处，偶连及食管微微灼热，咽食不畅，眠可，二便正常。舌嫩红，边尖红，苔黄白；脉细弦。处方仍以疏肝和胃、理气止痛为主。

处方：川楝子 10g，延胡索 10g，郁金 10g，枳壳 10g，夏枯草 10g，连翘 12g，苏梗 10g，姜半夏 10g，玄参 10g，全瓜蒌 20g，蒲公英 10g，百合 10g，炒莱菔子 10g，橘红 10g，丝瓜络 6g，丹参 15g，厚朴 6g，生甘草 6g。水煎服，日 1 剂。

四诊（2 月 28 日）：偶发呃逆，无胃脘灼热及反酸，眠差，双目干涩，大便先硬后软，小便清。舌嫩红，苔薄；脉细弦。前方去川楝子、延胡索、丝瓜络，加炒山药、焦三仙、川浙贝，益气养阴以健脾助运，化痰消痈助胃黏膜愈合。

处方：炒山药 20g，百合 12g，郁金 10g，枳壳 10g，夏枯草 10g，连翘 12g，苏梗 10g，姜半夏 10g，蒲公英 10g，全瓜蒌 20g，玄参 10g，丹参 15g，厚朴 6g，炒莱菔子 10g，焦三仙各

10g，橘红 10g，川浙贝_各6g，生甘草 6g。水煎服，日 1 剂。

随访：患者自述因长期服用中药，有惧服中药之心，故病情好转，便自行停药。随访 3 个月，病情稳定。

【按语】慢性浅表性胃炎属中医学"胃脘痛"、"痞满"等范畴。发病原因多与饮食所伤、情志失调、劳逸失度、外感邪气等因素有关。其病机多为肝郁脾虚、肝胃失和、寒热失调，致气滞、湿阻、食积，脾胃升降失司，胃失所养，且久病入络，易形成胃络瘀阻，故治疗当寒热并投，补泻兼施，调气和胃，化瘀散结。本例浅表性胃炎已经 20 余年，伴反流性食管炎，主症为胃脘灼热胀痛、烧心，治以疏肝清热、和胃止痛为主。对于胃脘疼痛甚者，李老多用芍药甘草汤、金铃子散合方治之以止痛，结合辨证，达到行气活血止痛等目的。药用醋柴胡、白芍、郁金、枳壳四药相伍，疏肝理气，行气活血，其中郁金善疏肝利胆，枳壳消痞除宿食，两药相配，肝气调达，胃气顺降，脾胃安和，升降适度，则疼痛胀满自除。蒲公英、连翘清热解毒，李老治疗慢性胃炎，尤其推崇蒲公英之用。李老认为蒲公英享初春少阳之气而生，甘寒平和，能清胃火、疏肝火、解郁热，于清泻之中无伤胃之弊，是为清泻胃火之上品。《岭南采药录》云："炙脆存性，酒送服，疗胃脘痛"。《本草新编》载："蒲公英亦泻胃火之药，但其气甚平，既能泻火，又不损土，可以长服而无碍。凡系阳明之火起者，俱可大剂服用，火退而胃气自生"。丹参合三七、丝瓜络活血通络，祛腐生新；苏梗合陈皮和中健脾理气，气血并治，行气滞而化血瘀。全方共奏疏肝理气，和胃止痛之功效。但因此患惧服中药，病情稍微好转则自行停药，故治疗难以彻底。临床中药应用确实具有服用不便之明显缺陷，故提示我们在中医药现代化进程中，如何克服此方面的缺陷，将是中医药创新过程中的重要研究课题之一。

胃　痛 2
（慢性浅表性胃炎，反流性食管炎，胆囊炎）

朱某某，女，49 岁。2012 年 5 月 14 日初诊。

主诉：胃脘连及胁肋疼痛 15 年余，加重 1 年。

自 1988 年开始出现胃脘连及胁肋疼痛，时伴反酸、呃逆，近 1 年加重，且消瘦 10 余斤，伴疲劳，腰背酸痛，大便干燥，数日一行，球状。舌暗红，有瘀斑，苔薄黄；脉细弦，沉取无力。

有慢性浅表性胃炎，反流性食管炎，胆囊炎病史。

中医诊断：胃脘痛（肝胃郁热）。

西医诊断：慢性浅表性胃炎、反流性食管炎、胆囊炎。

治法：疏肝清热，和胃止痛，清腑通便。

处方：熟大黄 10g，生地榆 10g，生地黄 20g，厚朴 6g，香附 10g，黄连 6g，木香 10g，醋柴胡 10g，炒白芍 10g，郁金 10g，枳壳 10g，丹参 15g，白茅根 20g，玄参 12g，川楝子 10g，延胡索 10g，丝瓜络 6g，生甘草 6g。水煎服，日 1 剂。

二诊（5 月 21 日）：胃脘隐痛，未出现胸胁痛，大便日 1～2 次，通畅，口渴。舌嫩红，舌质暗，有瘀斑，苔薄黄而润；脉细弦。前方加三七 10g。

处方：醋柴胡 10g，炒白芍 10g，郁金 10g，枳壳 10g，丹参 15g，白茅根 20g，玄参 12g，熟大黄 10g，生地榆 10g，厚朴 6g，香附 10g，黄连 6g，木香 10g，川楝子 10g，延胡索 10g，丝瓜络 6g，三七 10g，生地黄 20g，生甘草 6g。水煎服，日 1 剂。

三诊（5 月 28 日）：胃脘胀痛明显减轻，大便日 1 次，软便，疲乏减轻。舌嫩红，舌质偏暗；脉细弦。前方去白茅根，加太子参 20g。

处方：醋柴胡 10g，炒白芍 10g，郁金 10g，枳壳 10g，丹参 15g，熟大黄 10g，玄参 12g，香附 10g，厚朴 6g，生地黄 20g，生地榆 10g，黄连 6g，木香 10g，川楝子 10g，延胡索 10g，丝瓜络 6g，太子参 20g，三七 10g，生甘草 6g。水煎服，日 1 剂。

随访：前药连服 15 剂，症状消失，嘱续服 15 剂（隔日 1 剂）巩固疗效，3 个月后随访，病情稳定。

【按语】 此案西医诊断为慢性浅表性胃炎、反流性食管炎、胆囊炎，症状除胃脘痛连及胁肋外，且素以大便干结不畅为苦。对于慢性胃病患者，因胃肠燥热、腑气不通而秘结者，其痛苦诸症往往益甚。本案病变在肝、胃、肠腑，故治疗时重在疏肝清热、和胃止痛，清肠热通便，并增液行舟。熟大黄、生地黄、玄参增液行舟，以使腑气得以通降。白茅根、生地榆清热凉血，祛除胃肠之燥热。醋柴胡、炒白芍、郁金、枳壳以疏理肝气，行气活血止痛。白芍、甘草酸甘化阴生津液，柔肝缓急止疼痛。金铃子散（川楝子、延胡索）疏肝和胃，清热止痛。香附行气解六郁，枳壳消痞除宿食，两药相配，调达肝气，通降胃气，肝胃安和，升降适度，则胃脘、胸胁之疼痛胀满自除。厚朴辛温燥湿化痰，善消除胀满；苦寒之黄连清热燥湿除痞；佐辛苦温之木香，善行脾胃大肠滞气，《本草正义》曰"木香以气用事，故专制气滞诸痛"，三药相伍，辛开苦降，平调寒热而起到行气止痛开痞之功。丹参、木香行气滞而化血瘀。使以丝瓜络通络，生甘草调和诸药。前方加减化裁治疗，胃痛、胁痛、大便秘结不畅均消除而停诊。

慢性浅表性胃炎多缠绵不愈，反复发作。因此，患者常有不同程度的焦虑和精神忧郁，治疗中李老善给予患者心理安慰，帮其减轻压力，同时还需告知患者注意饮食调节和劳逸结合。

胃　痛 3

（慢性浅表性胃炎）

李某某，男，46 岁。2010 年 4 月 9 日初诊。

主诉：胃脘灼痛近 20 年，加重 2 年。

20 余年慢性胃病史，屡经中西药治疗但病情改善不显，近 2 年病情加重。症见形体消瘦，面色萎黄，胃脘胀痛，饭后有烧灼感，无反酸、呃逆，疲乏倦怠，头晕，双眼干涩、夜间自觉耳鸣，多梦，面部色素斑。舌质暗，舌体胖大，边有齿痕，苔薄腻；脉细弦。

自 1994 年开始多次查胃镜，结果均为：贲门炎、反流性胃炎、慢性浅表性胃炎、胃下垂；2010 年 3 月查 HP（+）；有前列腺增生、钙化、囊肿史；肝血管瘤病史。

中医诊断：胃脘痛（气阴不足）。

西医诊断：慢性浅表性胃炎，反流性食管炎。

治法：益气养阴，健脾和胃。

处方：生黄芪 15g，女贞子 10g，枸杞子 20g，黄精 12g，党参 10g，白术 10g，山药 20g，茯苓 12g，丹参 15g，三七 10g，鸡血藤 15g，蒲公英 12g，连翘 12g，藿香 10g，清半夏 10g，豆蔻 6g，丝瓜络 6g，大枣 6g，生甘草 6g。水煎服，日 1 剂。

二诊（4 月 16 日）：胃脘灼痛明显减轻，疲乏、头晕、耳鸣好转，纳可，眠佳。舌暗，舌体胖，边有齿痕，苔薄；脉细弦。药已中的，脾气不足及肝肾亏虚之征均减轻，调整方药重在养胃阴清胃热，运脾。

处方：太子参 15g，北沙参 12g，麦冬 10g，玄参 12g，蒲公英 12g，连翘 12g，炒山药 20g，丹参 15g，芦根 10g，白茅根 15g，藿香 10g，清半夏 10g，黄精 12g，陈皮 6g，生麦芽 10g，生谷芽 10g，川贝母 6g，浙贝母 6g，生甘草 6g。水煎服，日 1 剂。

三诊（4 月 23 日）：近日口内生疮，小便热感，胃脘无明显不适。舌胖，边齿痕，苔薄黄；脉细弦。守前方加淡竹叶 6g 以清心利尿，导热下行。

处方：太子参 15g，北沙参 12g，麦冬 10g，玄参 12g，蒲公英 12g，连翘 12g，炒山药 20g，丹参 15g，芦根 10g，白茅根 15g，藿香 10g，清半夏 10g，黄精 12g，陈皮 6g，生麦芽 10g，生谷芽 10g，川贝母 6g，浙贝母 6g，淡竹叶 6g，生甘草 6g。水煎服，日 1 剂。

四诊（5 月 28 日）：口疮已愈，胃脘无不适，二便正常。舌体胖大，齿痕较前浅，苔薄白；脉细。前方去淡竹叶，加生黄芪 15g 补气升阳，加强扶正固本之功。

处方：太子参 15g，北沙参 12g，麦冬 10g，玄参 12g，蒲公英 12g，连翘 12g，炒山药 20g，丹参 15g，芦根 10g，白茅根 15g，藿香 10g，清半夏 10g，黄精 12g，陈皮 6g，生麦芽 10g，生谷芽 10g，川贝母 6g，浙贝母 6g，生黄芪 15g，生甘草 6g。水煎服，日 1 剂。

【按语】本案慢性浅表性胃炎，伴反流性食管炎、胃下垂，病程过久，已二十余年，同时伴有 HP 阳性。据报道，90% 以上的慢性胃炎都有 HP 感染，而 HP 感染是慢性胃炎病程缠绵，容易复发和癌变的重要原因，治疗相当棘手。

李老认为，HP 相关性胃炎以脾胃虚弱为本，湿热中阻为标，病位在脾胃。胃与脾以膜相连，胃以和降为顺，脾以健运为常，脾健令精气敷布全身，胃和则浊气转输于魄门。胃有病，必令脾无所输化；脾失健，每致胃不能纳谷。本病虽病在胃，与脾不可分割。一般胃炎初期，多表现为胃失和降，症见痛、胀并作；以后波及脾，健运失职，症见神疲、纳呆及气血生化不足之虚象。脾反过来又影响胃的通降功能，形成脾胃皆病，虚实互见。而脾虚则湿邪内蕴而化热，变生湿热。湿热内蕴为 HP 感染的温床，为 HP 繁殖提供了沃土。

本例病久，证情复杂，虚实并见，临证治疗补虚固本，辛散苦泄并用以治标。本虚为脾胃气阴两虚兼肝肾不足，治以益气健脾、养阴清热，初诊李老方药重以生黄芪、女贞子、枸杞子、黄精、党参、白术、山药、茯苓之类以治本虚，复诊肝肾不足之征减轻，则更以太子参、北沙参、麦冬、山药、黄精。标实宜辛散苦泄并用以治之，《内经》云："辛以散之，苦以泄之"。辛散苦泄法以苦辛合用，寒热兼施，一阴一阳，一开一降，有开泄痞塞，清化湿热，调节升降，疏利脾胃气机的治疗作用。李老选用的辛药有清半夏、豆蔻、藿香，以开结散痞、醒脾化湿、通阳运滞；配以苦药蒲公英、连翘，苦药不仅可降上逆之胃气，清泄胃中之蓄热，且有健胃之功。需注意前贤云"苦寒败胃"，故选用苦药宜微温或微凉，以平为治，慎用苦寒峻猛之剂，恐其败胃伤气。另病久多入血络，丹参、三七、丝瓜络并用活血通络，祛瘀生新；佐大枣合生甘草和中缓解。复诊根据病情加减用药，守方守法治疗取效。

胃　痛 4
（慢性浅表性胃炎，反流性食管炎）

齐某某，男，30 岁。2006 年 3 月 3 日初诊。

主诉：胃脘胀痛反复发作 1 年余。

自述近 1 年来胃脘胀痛反复发作，饮食不慎加重，纳少，大便偏干，2～3 日一行。之前多年来因工作应酬嗜酒，胃痛发作后已戒除，平素急躁易怒。2005 年 8 月 1 日及 2006 年 2 月 11 日行 2 次胃镜检查，结果均示：反流性食管炎（A 级）、慢性非萎缩性胃炎、十二指肠球部炎；HP（−）。曾屡次经中西药治疗未见明显好转。舌嫩红，舌边红，苔白；脉细，沉取稍弦。

中医诊断：胃脘痛（肝火犯胃）。

西医诊断：慢性浅表性胃炎，反流性食管炎。

治法：疏肝和胃，理气活血，清热止痛。

处方：蒲公英 10g，连翘 10g，白花蛇舌草 15g，藿香 10g，清半夏 10g，川楝子 6g，延胡索 10g，白芍 12g，郁金 10g，枳壳 10g，绿萼梅 6g，陈皮 6g，生谷芽 10g，生麦芽 10g，熟大黄 10g，三七 10g，全瓜蒌 15g，百合 10g，生甘草 6g。水煎服，日 1 剂。

二诊（3 月 10 日）：近两日自觉头晕，药后未出现胃痛，大便日 1 次，查 BP 105/70mmHg。舌边尖红，苔薄白；脉细弦。前方去绿萼梅、百合，加杭白菊清肝平肝、利头目，丹参合苏梗以调理气血。

处方：杭白菊 10g，白芍 12g，蒲公英 12g，连翘 12g，白花蛇舌草 15g，川楝子 6g，延胡索 10g，郁金 10g，枳壳 10g，清半夏 10g，苏梗 10g，三七 10g，丹参 15g，全瓜蒌 15g，生谷芽 10g，生麦芽 10g，熟大黄 10g，陈皮 6g，藿香 10g，生甘草 6g。水煎服，日 1 剂。

三诊（3 月 24 日）：药后胃脘无明显不适，无头晕，晨起胸口稍觉憋闷，活动后消失，二便正常。舌嫩红，中后苔薄黄；脉细弦。药已中的，守方加减，去杭白菊、白芍、藿香、陈皮，加丝瓜络 6g，全瓜蒌及白花蛇舌草均增至 20g。

处方：蒲公英 12g，连翘 12g，白花蛇舌草 20g，枳壳 10g，郁金 10g，川楝子 6g，延胡索 10g，丹参 15g，全瓜蒌 20g，苏梗 10g，清半夏 10g，熟大黄 10g，三七 10g，生谷芽 10g，生麦芽 10g，丝瓜络 6g，生甘草 6g。水煎服，日 1 剂。

四诊（4 月 28 日）：自行停药 2 周，现无胃脘胀痛，大便

1～2 日一行，偏干。舌红，苔薄白；脉细弦。前方加减继服 14
剂，以巩固疗效。

处方：藿香 10g，苏梗 10g，清半夏 10g，橘红 10g，厚朴
6g，郁金 10g，枳壳 10g，浙贝母 10g，蒲公英 15g，连翘 12g，
川楝子 6g，延胡索 10g，丹参 15g，焦三仙各10g，炙内金 6g，豆
蔻 6g，杭白菊 10g，生甘草 6g。水煎服，日 1 剂。

【按语】本案为慢性浅表性胃炎，伴反流性食管炎，以胃脘
胀痛为主，其属于慢性胃炎初期，一般炎症活动较为明显，故治
疗上重视"清胃法"的应用，以蒲公英、连翘、白花蛇舌草合
用，清热解毒，以期减轻、消除胃黏膜充血、水肿、糜烂等炎
症；百合味甘而性寒，能泻胃腑之邪热，养护胃气。白芍、甘草
酸甘化阴生津液，柔肝缓急止疼痛；川楝子、延胡索清肝和胃止
痛，金铃子散合芍药甘草汤以制胃脘胀痛甚者。郁金疏肝理气活
血，枳壳消痞除宿食，两药相配，疏肝和胃，肝气调达，则胃气
顺降。半夏辛温散结，苦降和胃止呕，合健脾理气之陈皮共运化
痰湿，藿香芳香运脾化湿，三药相伍，辛开苦降，使脾升胃降，
行气开痞。绿萼梅疏肝和胃之良药，肝胃郁热者每每必用；生谷
麦芽消食和胃，助胃纳脾运；三七活血止痛；熟大黄合全瓜蒌润
肠通便。诸药合用，共奏疏肝清热、和胃止痛之功，兼以消导通
滞，配伍合法，故疾病获愈。

胃　痛 5
（慢性胃炎）

牛某，女，24 岁。2011 年 10 月 22 日初诊。

主诉：胃脘胀痛，呃逆 1 月余。

自述 1 个月以来胃脘胀痛反复发作，时发呃逆，胃痛常因饮
食失节、情志不舒而发或加重。平素嗜食辛辣、生冷，面部暗

疮，左眼上眼睑缘麦粒肿，纳少，二便正常，饮食不慎易致腹泻。痛经病史，每经行前则小腹胀痛，连及两胁。舌红，苔黄白偏腻；脉细弦。

中医诊断：胃脘痛（肝胃郁热）。

西医诊断：慢性胃炎。

治则：清泻肝胃之热，疏肝和胃。

处方：桑白皮 10g，黄芩 10g，蒲公英 10g，连翘 10g，炙杷叶 10g，赤芍 10g，丹皮 6g，白茅根 10g，白菊花 10g，藿香 10g，苏梗 10g，白芷 6g，川楝子 6g，延胡索 10g，陈皮 6g，生甘草 6g。水煎服，日 1 剂。

二诊（10 月 29 日）：胃脘胀痛较前好转，呃逆消失，但纳食不香，近日便稀，日 2～3 次，面部暗疮好转。舌红，苔薄黄；脉细弦。药已中的，肺肝胃郁热减轻，前方加减。去赤芍、丹皮，加夏枯草重在清肝热；百合养阴安神；丹参活血止痛；焦三仙、炙内金消食和中，以助胃纳。因患者出现腹泻，给予生薏米、白术、山药健脾燥湿止泻。

处方：生薏米 20g，白术 10g，山药 20g，丹参 15g，桑白皮 10g，黄芩 10g，蒲公英 10g，连翘 10g，百合 12g，白菊花 10g，夏枯草 6g，焦三仙各10g，炙内金 6g，苏梗 10g，白芷 6g，陈皮 6g，川楝子 6g，延胡索 10g，藿香 10g，炙杷叶 10g，白茅根 10g，生甘草 6g。水煎服，日 1 剂。

三诊（11 月 5 日）：胃脘胀痛明显好转，二便正常。舌嫩红，苔薄黄；脉细弦。前方去藿香、苏梗、川楝子、延胡索、白菊花，继服 2 周，症状基本消失而停药，嘱患者注意饮食、调情志。

处方：桑白皮 10g，黄芩 10g，生薏米 20g，白术 10g，山药 20g，丹参 15g，蒲公英 10g，连翘 10g，百合 10g，炙杷叶 10g，夏枯草 6g，白茅根 15g，炙内金 6g，焦三仙各10g，白芷 6g，陈皮 6g，生甘草 6g。水煎服，日 1 剂。

【按语】本例患者为年轻女性，素喜思虑。脾胃的受纳运化，中焦气机的升降，有赖于肝之疏泄。若忧思恼怒，情志不遂，肝失疏泄，肝郁气滞，横逆犯胃，以致胃气失和，胃气阻滞，即可发为胃痛，胃气上逆，则发为呃逆；肝郁冲任不和，可发为痛经。肝郁日久，又可化火生热，邪热犯胃，导致肝胃郁热而痛。肝胃郁热上蒸于头面可发为痤疮。治以清泻肝胃之热，疏肝和中。李老治疗慢性胃炎常用清、润、补、和、活血之五法，对于病程较短者或诊断为慢性浅表性胃炎者，尤其重视清法。患者肝胃郁热，以桑白皮合黄芩、蒲公英合连翘两药对清肝胃之热；配炙杷叶清胃降逆止呃，白菊花清肝热，白茅根善清热生津，诸药共用，既清肝胃之热，又能清肺热，兼顾面部暗疮。川楝子配延胡索为金铃子散，善舒肝泻热和胃，是肝胃郁热之基本方，更以延胡索配白芷（元胡止痛片之配方）理气活血止痛，白芷之辛温可防止方中凉药伤及脾阳。丹皮、赤芍活血止痛，善清血热；藿香苏梗、陈皮升降中焦之气机，恢复脾胃之健运；使以甘草，调和诸药。全方共奏疏肝理气、清肝和胃之功，药证相符，故收良效。

胃　痛 6
（慢性萎缩性胃炎）

吴某某，女，56 岁。2010 年 12 月 11 日初诊。

主诉：胃脘胀痛反复发作十数年。

患者于十余年前开始出现胃脘不舒，时或胀痛，或嘈杂，经中西药多方治疗，病情反复难愈，并逐渐加重。现症见胃脘胀痛灼热，嘈杂不舒，伴纳谷不馨，气短，疲乏，面色萎黄，睡眠尚可，二便正常，左腿疼痛肿胀，行走困难。查 BP 140/90mmHg。舌嫩红，舌质暗，苔少；脉细弦。

2010 年 6 月 4 日胃镜示：慢性萎缩性胃炎伴中度肠化；体检血糖、甘油三酯高于正常；左膝关节骨关节病 1 年。

中医诊断：胃痛（气阴两虚，气滞血瘀）。

西医诊断：慢性萎缩性胃炎。

治法：益气养阴，清胃和中，理气活血。

处方：生黄芪 15g，山药 20g，太子参 15g，北沙参 12g，百合 12g，蒲公英 10g，连翘 12g，白花蛇舌草 15g，苏梗 10g，丹参 15g，三七 10g，陈皮 10g，川楝子 6g，延胡索 10g，焦三仙_各 10g，炙内金 6g，生甘草 6g。水煎服，日 1 剂。

二诊（12 月 10 日）：胃脘胀痛较前好转，但时发灼热感明显，伴疲乏无力。舌嫩红，舌质暗，苔少；脉细弦，沉取无力。前方去陈皮，加绿萼梅以舒肝和胃，生黄芪、太子参、白花蛇舌草剂量均增至 20g，加强健脾、清胃之功。

处方：生黄芪 20g，山药 20g，太子参 20g，北沙参 12g，百合 12g，蒲公英 10g，连翘 12g，白花蛇舌草 20g，苏梗 10g，丹参 15g，三七 10g，川楝子 6g，延胡索 10g，焦三仙_各10g，炙内金 6g，绿萼梅 6g，生甘草 6g。水煎服，日 1 剂。

三诊（2011 年 1 月 9 日）：药后胃脘灼热、胀痛明显好转，现仅多食后觉胃脘胀闷不舒，约 2h 可恢复正常。近日眠差，头晕。查 BP 150/80mmHg。舌暗红，苔少，中少量黄苔；脉细弦，重按无力。前方焦三仙改为生谷麦芽，并加白芍、天麻以养肝平肝。

处方：生黄芪 20g，太子参 20g，山药 20g，北沙参 12g，百合 12g，蒲公英 10g，连翘 12g，白花蛇舌草 20g，苏梗 10g，丹参 15g，三七 10g，川楝子 10g，延胡索 6g，生谷芽 10g，生麦芽 10g，炙内金 6g，绿萼梅 6g，白芍 12g，天麻 10g，生甘草 6g。

水煎服，日1剂。

四诊（2月20日）：病情明显好转，多食后胃内略梗塞感，睡眠改善，无头晕，大便日1次，偏干。查 BP 130/80mmHg。舌红，苔少，少量黄苔；脉弦细。守方加减，前方去山药、北沙参、川楝子、延胡索、白芍、天麻，加黄精、枸杞子、女贞子、玉竹、玄参、石斛，以滋补肝肾、脾胃之阴精，加强扶正固本之力。

处方：生黄芪20g，太子参20g，黄精12g，枸杞子20g，女贞子10g，玉竹10g，百合12g，玄参12g，蒲公英20g，连翘10g，白花蛇舌草15g，石斛10g，苏梗10g，三七10g，丹参15g，绿萼梅6g，生谷芽10g，生麦芽10g，炙内金6g，生甘草6g。水煎服，日1剂。

五诊（3月12日）：偶饥饿时觉胃内有隐隐烧灼感，食后消失，多食后胃脘胀满，无头晕，纳可，眠佳，二便正常。舌暗红，苔前部薄白，中后少苔，剥苔；脉细弦。前方去枸杞子、女贞子，加山药、白术、枳壳，益气行气并用。

处方：生黄芪20g，山药20g，太子参20g，白术10g，玉竹10g，百合12g，玄参12g，黄精12g，蒲公英20g，连翘10g，白花蛇舌草15g，枳壳10g，苏梗10g，三七10g，丹参15g，绿萼梅6g，生谷芽10g，生麦芽10g，炙内金6g，生甘草6g。水煎服，日1剂。

六诊（4月9日）：前方服药28剂，现诸症基本消失，二便正常。舌暗红，苔薄；脉弦细。守前方，继服14剂，隔日1剂。嘱胃镜复查，但因惧胃镜检查而未查。随访1年，患者注意调适饮食，1年内病情稳定，胃脘无明显不适症状。

【按语】本案慢性萎缩性胃炎伴糜烂、异型增生，属胃癌前期病变，病程已长，胃脘灼痛，神疲乏力，舌脉综合，证属虚实夹杂，气阴两虚，兼有胃热。李老认为，慢性萎缩性胃炎脾胃气阴俱不足。脾胃一阴一阳，脾喜燥恶湿，胃喜润恶燥，甘温益脾之品需防久用伤胃，化热生火；甘寒滋阴之品需防久用伤脾助湿，故选药及配伍要平和为主。针对本案之脾虚，李老以生黄芪（少用炙黄芪）、太子参、山药以补脾之不足；针对胃阴不足，以百合、北沙参、黄精、太子参之品，佐以生谷麦芽、内金助胃纳，使补而不腻。此外，尚须注意不可见虚则"纯"补，补益之法实有多种，辨证所采用的理气、化湿、清热、活血等法，使脾胃健运者皆可谓补益之法。

　　慢性萎缩性胃炎病程均长久，多伴肠化及异型增生，病机复杂，叶天士《临证指南医案》中指出："病初在经，久病入络，以经主气，络主血"。气机郁滞便可化热生火，日久便由气及血，由经入络，导致气血俱病，瘀血阻络。"热为毒之渐，毒为热之极"，血瘀常兼热毒，而热毒又易伤阴致瘀。故治疗时必将清热解毒药与活血化瘀药并用，方中多用蒲公英、连翘、白花蛇舌草以清热解毒，《本草衍义补遗》载：蒲公英"解食毒，散滞气，化热毒"；连翘清热解毒，疏散风热，取"入营犹可透热转气"及"火郁发之"之意；白花蛇舌草之清热解毒，有抗癌、防止病情恶化之功。又以丹参、三七养血活血止痛，且有祛瘀生新之效；川楝子、延胡索行气活血止痛，尤延胡索于《雷公炮炙论》云："心痛欲死，速觅延胡"，而《本草纲目》言其："能行血中气滞，气中血滞，故专治一身上下诸痛，用之中的，妙不可言。盖延胡索活血化气，第一品药也"。苏梗、绿萼梅善疏肝理气和中，气行血亦行，活血必先理气。诸药合用可扶助脾胃之气阴，恢复脾胃之升降，使胃气和调，胃得津液阴血润养，萎缩之腺体可缓慢恢复正常。

胃痛，泄泻

（慢性萎缩性胃炎）

刘某某，男，25 岁。2012 年 5 月 24 日初诊。

主诉：脘腹痛半年余。

2011 年 12 月初突发左侧上腹部剧痛而急诊入院，查胃镜示：慢性萎缩性胃炎伴糜烂，经治疗疼痛缓解而出院，但此后胃脘疼痛时轻时重，时发呃逆，偶反酸，每晨起左侧上腹痛，脐周隐隐灼痛，大便日 2～3 次，便溏；伴腰酸、耳鸣、足底酸胀感，睡前烦热，面部暗疮多发，平素性情急躁。舌红，苔黄白；脉弦数。

中医诊断：胃痛，泄泻（肝火犯胃，肝脾不调）。

西医诊断：慢性萎缩性胃炎。

治法：疏肝健脾，清热和胃。

处方：痛泻要方、香连丸、藿香正气等合而加减。炒白芍 10g，防风 10g，白术 10g，藿香 10g，佩兰 6g，姜半夏 10g，陈皮 10g，苏梗 10g，郁金 10g，枳壳 10g，黄连 6g，木香 6g，厚朴 6g，焦三仙各 10g，炙内金 6g，连翘 10g，绿萼梅 6g，百合 6g，生甘草 6g。水煎服，日 1 剂。

二诊（5 月 31 日）：近 2 日感冒，鼻塞流涕；药后胃脘无明显不适，晨起（便前）空腹隐痛，排便后消失，大便晨起 1 次，黏腻不爽。舌红，苔薄；脉弦细。前方去郁金、百合，加荆芥、桔梗、桑叶，宣肺解表，以兼顾外感之证。

处方：炒白芍 10g，防风 10g，白术 10g，藿香 10g，佩兰 6g，荆芥 10g，桔梗 10g，姜半夏 10g，陈皮 10g，苏梗 10g，枳壳 10g，黄连 6g，木香 6g，厚朴 6g，焦三仙各 10g，炙内金 6g，连翘 10g，桑叶 10g，绿萼梅 6g，生甘草 6g。水煎服，日 1 剂。

三诊（6 月 7 日）：感冒已愈，每晨起脐周隐痛，排便后消失，大便日 1 次，先干后溏，余时无明显不适感。舌红暗，苔薄；脉弦细。前方去荆芥、桔梗、桑叶、枳壳，加蒲公英、白花蛇舌草、百合，清胃热兼以养胃阴。

处方：炒白芍 10g，防风 10g，白术 10g，藿香 10g，佩兰6g，姜半夏 10g，陈皮 10g，苏梗 10g，蒲公英 10g，白花蛇舌草20g，黄连 6g，木香 6g，厚朴 6g，焦三仙各10g，炙内金 6g，连翘 10g，绿萼梅 6g，百合 6g，生甘草 6g。水煎服，日 1 剂。

四诊（6 月 14 日）：晨起口干，大便 1 次，黏腻不爽，矢气味重，近日时自觉胆怯感，余症消失。舌红暗，苔白黄；脉弦细。证以肝胆有热，肠胃湿热为主，上方加减，合温胆汤之方旨以理气化痰，和胃利胆。

处方：炒白芍 10g，防风 10g，白术 6g，厚朴 10g，熟大黄10g，黄连 6g，生地榆 10g，连翘 12g，木香 6g，炒莱菔子 10g，焦三仙各10g，炙内金 6g，枳实 6g，竹茹 6g，橘红 10g，姜半夏10g，生牡蛎先20g，生甘草 6g。水煎服，日 1 剂。

五诊（6 月 21 日）：胃脘无不适，每晨起脐周隐痛，肠鸣，泻后诸症消失，大便成形，排便畅，面部暗疮无新发，胆怯感减轻。舌嫩红，苔黄白；脉细缓。前方加减，治以疏肝健脾，清化肠道湿滞。继服 14 剂，诸症皆消而停药。

处方：炒白芍 10g，防风 10g，白术 10g，藿香 10g，佩兰6g，姜半夏 10g，陈皮 10g，苏梗 10g，郁金 10g，枳壳 10g，黄连 6g，木香 6g，厚朴 6g，焦三仙各10g，炙内金 6g，连翘 10g，川楝子 10g，延胡索 10g，生甘草 6g。水煎服，日 1 剂。

【按语】本案男性，虽年轻（仅 25 岁），却患慢性萎缩性胃炎，实属少见。据了解，此例患者为参军多年之老兵，炊事班班长，一是性情急躁，二是嗜酒及膏粱厚味而致病。其主症除胃脘痛外，尚有泄泻，且属痛泻，辨证肝脾不调，大肠湿滞为患。选痛泻要方（白术、白芍、陈皮、防风），以白术燥湿健脾，白芍养血泻肝，陈皮理气醒脾，防风散肝舒脾。四药相配，可以补脾土而泻肝木，调气机以止痛泻，针对肝脾不调之痛泻而治。香连丸为李老治疗泄泻便溏常用之小方，方中黄连苦燥湿，寒胜热，清燥胃肠之湿热；木香辛行气，温和脾，能通利三焦，气行而滞去也，二者相配，一寒一热，一阴一阳，有相济之妙，临证根据病性之寒热虚实而调整用量。本案之胃病，于患者平素性情急躁有关，肝火犯胃，治以郁金、枳壳、绿萼梅疏肝利胆和胃。平素饮食不节，恣食肥甘厚味，或饮酒如浆，则伤脾碍胃，蕴湿生热，阻滞气机，治以藿香合佩兰芳香化湿运脾；半夏合陈皮燥湿健脾；焦三仙合内金消食化滞；苏梗、厚朴行气降气，气行湿亦行；连翘清热解毒消痈；合百合润养胃阴，清胃中郁热。上药并用，湿热并治。治疗时，反复叮嘱患者禁烟酒、肥甘厚味、生冷饮食，忌劳累或急怒情绪，故起效显著。

胃痛，梅核气

（食管裂孔疝，胆汁反流性胃炎，焦虑症）

周某某，女，27岁。2012年1月14日初诊。

主诉：咽部连及胸骨后堵塞、疼痛，胃脘胀痛3年。

3年前开始出现咽部连及胸骨后（食管）堵塞、疼痛，胃脘时胀痛、呃逆；不明原因胸闷发作，焦虑，甚则有濒死感；咽部时觉有异物梗塞，吐之不出，吞之不下。平素性急，纳少，二便正常，月经周期常前后不定，行经前乳房胀痛。曾查胃镜诊为巴瑞特食管炎、食管裂孔疝、胆汁反流性胃炎；心电图示：房性心动过速。舌边尖红，苔少；脉弦。

中医诊断：胃脘痛，梅核气（虚热内生，肝胃不和）。

西医诊断：食管裂孔疝，胆汁反流性胃炎，焦虑症。

治法：疏肝和胃，养阴清热。

处方：醋柴胡 10g，白芍 10g，郁金 10g，枳壳 10g，玄参 12g，蒲公英 10g，连翘 12g，百合 12g，生地黄 15g，北沙参 12g，合欢皮 15g，首乌藤 20g，绿萼梅 6g，香附 10g，清半夏 10g，厚朴 6g，苏梗 10g，生甘草 6g。水煎服，日 1 剂。

二诊（1 月 21 日）：近 2 日咽痒，干咳，无痰；胃脘胀痛，胸骨后灼热，但较前减轻。便稀，日 1～2 次。舌红，苔少；脉细弦。患者近日感冒，处方兼顾清宣肺热。

处方：太子参 15g，北沙参 12g，茯苓 12g，陈皮 10g，桔梗 10g，桑白皮 10g，黄芩 10g，炒苏子 6g，苏梗 10g，炙杷叶 10g，炙百部 6g，炙冬花 10g，藿香 10g，连翘 10g，川贝母 6g，浙贝母 6g，生甘草 6g。水煎服，日 1 剂。

三诊（2 月 4 日）：近日焦虑症惊恐发作 1 次，濒死感，急诊处理。胸骨后、胃脘不舒，泛酸，眠差，多梦，大便正常。舌边尖红，苔少；脉弦细。益胃汤合百合地黄汤加减治之。

处方：北沙参 12g，麦冬 10g，玄参 12g，连翘 12g，黄连 6g，蒲公英 10g，玉竹 10g，百合 12g，生地黄 15g，绿萼梅 6g，苏梗 10g，生谷芽 10g，生麦芽 10g，杭白菊 10g，丝瓜络 6g，甘松 6g，生甘草 6g。水煎服，日 1 剂。

四诊（2 月 18 日）：眠佳，食管、胃脘不舒明显减轻，咽部无异物感，二便正常。舌红，苔少；脉弦。前方去蒲公英、生地黄、甘松，加太子参、天冬、女贞子、石斛、丹参，以加强益气养阴扶正，活血清心之功。

处方：太子参 15g，北沙参 12g，天冬 10g，麦冬 10g，女贞子 10g，连翘 12g，黄连 6g，百合 12g，玄参 12g，石斛 10g，杭白菊 10g，玉竹 10g，苏梗 10g，绿萼梅 6g，丝瓜络 6g，丹参 15g，生麦芽 10g，生谷芽 10g，生甘草 6g。水煎服，日 1 剂。

五诊（3 月 3 日）：近日因生气后自觉耳鸣，嗡嗡作响，时觉心悸；胃脘、食管无明显不适，二便正常。舌边尖红，苔黄白；脉细弦。耳鸣之出现，因于肝阳并肝火上亢，故前方加减，加强平肝、清肝之药，如钩藤、蒺藜、蝉蜕、白芍等。

处方：北沙参12g，麦冬10g，五味子6g，丹参15g，黄连6g，玄参12g，连翘12g，芦根10g，石斛10g，玉竹10g，生地黄15g，钩藤15g，蒺藜20g，蝉蜕3g，白芍10g，陈皮6g，生甘草6g。水煎服，日1剂。

六诊（3月17日）：偶觉耳鸣，无心悸；眠佳，大便正常，食管、胃脘无不适。舌边红，苔薄黄；脉细弦。前方继服12剂，停药后随访3个月，病情稳定。

【按语】本案西医诊断为食管裂孔疝、焦虑症，其主症为咽喉至胃脘之间梗塞不舒，属中医胃脘痛、梅核气。此例患者来诊时，对自己病情过于焦虑，认为治疗无望，肝郁、肝热之象极为明显，故治以疏肝和胃，养阴清热。方以四逆散之类，以醋柴胡、白芍、郁金、枳壳四药联用，疏肝利胆和胃，理气调血。蒲公英合连翘清热解毒，北沙参、百合、玄参、生地黄养阴清内热，虚热并治；半夏合厚朴，为金匮之半夏厚朴汤之主药，加苏梗，重在行气散结、开郁利气降逆而取效，既用于痰气郁结于之梅核气，又辛开苦降而调畅中焦之气滞湿阻。合欢皮合首乌藤疏肝解郁、养心安神，缓解患者精神紧张；绿萼梅、香附、苏梗之药，意在从肝而治。之后诊治随病情发展加减用药，并加强扶助正气之力。前后治疗近3个月，病情稳定，诸症悉平。

胃痞证

（慢性萎缩性胃）

解某某，女，39岁。2011年12月26日初诊。

主诉：胃脘痞满，饭后烧心5年余。

患者5年来反复出现胃脘胀满，喜揉喜按，时觉食后烧心，每于进食辛辣饮食后加重，自食管至胃脘部有烧灼感，经多方治疗无明显改善，并逐渐加重。现症见胃脘胀满，嘈杂，伴食后烧心，偶反酸，嗳气，口苦，气短疲乏，纳食一般，二便正常。曾多次胃镜检查确诊为：慢性萎缩性胃炎。舌红，苔黄；脉沉细弦。

中医诊断：胃痞证（气阴两虚证）。

西医诊断：慢性萎缩性胃炎。

治法：益气养阴，活血解毒，平调寒热，和中消痞。

处方：生黄芪 15g，党参 12g，茯苓 12g，白术 10g，生薏米 30g，郁金 12g，枳壳 10g，佛手 10g，苏梗 10g，清半夏 10g，藿香 6g，蒲公英 10g，连翘 12g，白花蛇舌草 15g，川楝子 6g，延胡索 10g，三七 10g，丹参 15g，陈皮 6g，绿萼梅 6g，焦三仙_各10g，生甘草 6g。水煎服，日 1 剂。

二诊（2012 年 1 月 9 日）：药后精神振，气短、乏力减轻，但仍胃脘痞满，烧心，二便正常。舌红，苔薄黄；脉沉细弦。守方加减，加强滋养胃阴之效。

处方：生黄芪 15g，党参 12g，白术 10g，茯苓 12g，蒲公英 10g，连翘 12g，白花蛇舌草 20g，白芍 12g，百合 12g，玄参 12g，丹参 15g，郁金 10g，枳壳 10g，浙贝母 10g，生谷芽 10g，生麦芽 10g，三七 10g，生牡蛎_先30g，生甘草 6g。水煎服，日 1 剂。

三诊（1 月 19 日）：服药后无烧心，胃脘痞满减轻，偶觉胸闷气短，纳可，二便正常。舌嫩红，苔薄黄；脉细弦。继续守方加减，加强益气养阴、扶正固本之效。

方药：北沙参 12g，太子参 20g，生黄芪 20g，百合 12g，蒲公英 10g，连翘 12g，玄参 12g，芦根 10g，玉竹 10g，石斛 10g，丹参 15g，清半夏 10g，苏梗 10g，浙贝母 10g，三七 10g，藕节 10g，橘红 10g，白花蛇舌草 20g，生甘草 6g。水煎服，日 1 剂。

四诊（2月20日）：药后无烧心，食管至胃脘灼热消失，但时觉咽喉灼热，胃脘隐隐胀满，胸闷、气短明显减轻。舌边尖红，苔薄黄；脉细弦。守方加减，去橘红、浙贝母，加生谷麦芽、白术，以加强健脾运脾之功。

处方：北沙参12g，太子参20g，生黄芪20g，百合12g，蒲公英12g，连翘12g，玄参12g，芦根10g，玉竹10g，石斛10g，丹参15g，清半夏10g，白术10g，苏梗10g，藕节10g，生谷芽10g，生麦芽10g，白花蛇舌草20g，三七10g，生甘草6g。水煎服，日1剂。

五诊（3月5日）：咽部烧灼感、气短明显减轻，胃脘无明显不适，二便正常。舌淡红，苔薄白；脉细弦。病情稳定，守方加减，前方去百合、石斛，加炙内金。

处方：北沙参12g，太子参15g，生黄芪20g，蒲公英12g，连翘12g，玄参12g，芦根10g，玉竹10g，丹参15g，清半夏10g，白术10g，苏梗10g，藕节10g，三七10g，白花蛇舌草20g，生谷芽10g，生谷芽10g，炙内金6g，生甘草6g。水煎服，日1剂。

六诊（4月2日）：病情稳定，咽部、胃脘烧灼感未发作，但3天前因饮食不慎（食炒年糕）后出现烧心。舌淡红，苔薄稍黄；脉细弦。前方去连翘、藕节，及养阴之北沙参、玄参、玉竹，以防滋腻碍胃。增加疏肝理气，消痞和中之品，加郁金、枳壳、陈皮、厚朴、白茅根、浙贝母。

处方：太子参20g，生黄芪20g，炒白术10g，郁金10g，枳壳10g，清半夏10g，苏梗10g，蒲公英15g，白花蛇舌草20g，丹参15g，三七10g，生谷芽10g，生麦芽10g，陈皮10g，厚朴6g，炙内金6g，芦根10g，白茅根15g，浙贝母10g，生甘草6g。水煎服，日1剂。

七诊（5月10日）：病情稳定，胃脘偶因饮食不慎而觉灼热感，二便正常。舌嫩，有裂纹；脉细。益气养阴，疏肝和胃，解毒活血诸法并用，以巩固疗效。

处方：太子参20g，炙黄芪15g，炒白术10g，山药20g，百合12g，玉竹10g，川楝子6g，延胡索10g，丹参15g，蒲公英10g，连翘10g，郁金10g，枳壳10g，陈皮10g，苏梗10g，石斛10g，生谷芽10g，生麦芽10g，炙甘草6g。水煎服，日1剂。

八诊（6月25日）：近日因妇科带下服金刚藤片治疗后出现胃脘胀闷较前稍重，食后减轻，大便日1次，偏干。舌嫩红，苔薄白，中裂纹；脉细弦。守方加大枣10g，以缓急养胃。

处方：太子参20g，炙黄芪15g，炒白术10g，山药20g，百合12g，玉竹10g，川楝子6g，延胡索10g，丹参15g，蒲公英10g，连翘10g，郁金10g，枳壳10g，陈皮10g，苏梗10g，石斛10g，生谷芽10g，生麦芽10g，大枣10g，炙甘草6g。水煎服，日1剂。

九诊（7月16日）：病情稳定，食管、胃脘均无明显不适，大便日1次，偏干。舌嫩红，苔薄白，中裂纹；脉细弦。守方加炒白芍，太子参、山药均增至30g，炙黄芪增至20g，增强扶正固本之功。

处方：太子参30g，炙黄芪20g，炒白术10g，百合12g，川楝子6g，延胡索10g，丹参15g，玉竹10g，山药30g，蒲公英10g，连翘10g，郁金10g，枳壳10g，陈皮10g，苏梗10g，石斛10g，生谷芽10g，生麦芽10g，炒白芍12g，大枣10g，生甘草6g。水煎服，日1剂。

随访：7月27日，患者于北京大学第一医院行胃镜检查示：慢性浅表性胃炎；病理活检：（窦）轻度慢性胃炎。前药服用1月，病情稳定而停药。

【按语】慢性萎缩性胃炎是指以胃黏膜固有腺体萎缩、变薄，黏膜肌层增厚等为主要病理改变的慢性炎症疾患。李老在总结前人经验的基础上，通过多年的临床观察，系统分析归纳其基本病机，认为其病机多属虚实夹杂、本虚标实。本虚为脾胃气虚或脾胃阴虚，虽有阳虚但少见，多为气阴俱不足；标实多为气滞、血瘀、痰湿（浊）、热毒相兼为患。慢性萎缩性胃炎的病理基础是脾胃虚弱，主要病理变化为中焦气滞，而胃络瘀阻贯穿于慢性萎缩性胃炎病变全过程。《脾胃论》曰"胃虚则脏腑经络皆无以受气而俱病"，胃病日久，涉及脾、肝、胆等脏腑俱病。而胃病之所以发生，主要与饮食、情志关系密切。脾胃同居中焦，脾升胃降为气机升降之枢纽，清升浊降则气机调畅。肝主疏泄，调节脾胃气机，若疏泄无权，肝气横逆，或胆失疏泄，气机阻滞不畅，皆可导致本病的发生。

李老在中医整体观和辨证施治的基础上，结合现代医学的研究成果辨病治疗，以补、润、清、和、化瘀诸法合用治疗，尤其重视调整患者的机体状况，全面调节身体内环境的平衡，调动内在抗病力而达到治疗目的。由于慢性萎缩性胃炎均日久难愈，导致脾胃运化功能失调，气血生化之源不足，中气不足，故见脘痞不舒或胃痛隐隐，食欲不振，大便溏薄，舌淡、苔白等脾胃虚弱的症状，故从调和脾胃入手，或益气健脾，或养阴益胃，恢复脾运胃纳之正常功能，而脾胃为后天之本，气血生化之源，气血运行正常，人的抵抗力增强，患者可以较快痊愈。益气健脾法常用药如黄芪、太子参、党参、茯苓、白术、山药、甘草；养阴益胃法常用药物有北沙参、麦冬、白芍、甘草、枸杞子、玉竹、石斛、山药、生地黄、太子参等。

慢性萎缩性胃炎，临证虽以本虚为主，但总属胃部炎症，与中医胃热证相关，宜以清法治之，但选药不宜苦寒，且注意清胃药与健脾和胃之品共用。常用蒲公英、连翘、半枝莲、白花蛇舌草等药。尤多用蒲公英合连翘，二者均善治痈肿，李老认为胃炎属于胃内之痈，蒲公英善清肝胃热，"降滞气"，消瘀血，健胃助运，连翘尚有消食、清心、消痈之功，二者合用并有抗幽门螺旋杆菌、保护胃黏膜、保肝利胆等效。而对于胃镜下出现肠化或异型增生者，常用半枝莲、白花蛇舌草以预防癌变。基于中焦气滞是慢性萎缩性胃炎的主要病理变化，故理气和胃法贯穿治疗始终。"脾宜升则健，胃宜降则和"，李老常用辛开苦降法，调畅脾胃气机，常用药物藿香、佩兰、苏梗、清半夏、陈皮、枳壳、大腹皮、厚朴等。脾胃有病，常影响肝胆，或本病起于肝胆，因肝气郁结日久可致肝胃郁热，临证疏肝和（清）胃亦为常用治法，酌情选用金铃子散、四逆散、柴胡疏肝散之类，用药如川楝子、延胡索、醋柴胡、白芍、郁金、枳壳、夏枯草等。选用理气药时，注意遵叶天士"忌刚用柔"之旨，切忌过于辛香温燥之品，以免更加耗损胃阴。气滞痰阻，加半夏、陈皮、茯苓和降胃气、理气化痰；若腑气不通者，可加入瓜蒌、炒莱菔子、熟大黄通腑导滞。气机阻滞，血行瘀滞，胃络瘀阻，李老认为胃络瘀阻贯穿于慢性萎缩性胃炎病变全过程，故活血化瘀法亦为治疗本病之常法，常用丹参、三七、丝瓜络。无论行气还是活血，谨遵吴鞠通"治中焦如衡，非平不安"的原则，用药平和，做到行气莫耗气，活血勿破血。

　　总之，李老治疗慢性萎缩性胃炎，用药清、轻、简为原则，选药多性味平和，少用味厚、性烈、性偏之物，恐其伐攻胃气。慢性萎缩性胃炎病情多复杂，既有脾胃气虚或脾胃阴虚之征，又有气滞、痰阻、食滞、血瘀之象。治疗上遵循《黄帝内经》"奇之不去则偶之，一方不去则复之"的原则，临证多复法合方，起到综合调治的作用，实践证明确有较好疗效。此外，对于慢性萎缩性胃炎患者，李老认为应治疗半年以上，1年左右为佳。而此例患者依从性强，坚持治疗已超过半年，复诊胃镜显示慢性浅表性胃炎（并无糜烂），充分说明病有逆转之势。

腹　痛 1
（胃肠痉挛）

梁某某，男，37 岁。2007 年 6 月 28 日初诊。

主诉：脐周腹痛近 2 月余。

近 2 个月来常时发腹部绞痛，以脐周部位为主，甚则连及两侧少腹痛，喜热恶冷，饮食不慎则易发腹泻，大便清稀，日 2～4 次，胃脘时胀满。现症见脐周隐痛，夜间甚，肛门下坠感，大便日 3 次，质稀，小便正常。舌嫩红，边齿痕，苔白；脉沉细。

中医诊断：腹痛（中虚脏寒）。

西医诊断：胃肠痉挛。

治则：温中补虚，行气止痛。

处方：川楝子 10g，延胡索 10g，乌药 10g，木香 6g，厚朴 6g，香附 10g，白术 10g，枳壳 10g，黄连 6g，藿香 10g，茯苓 12g，姜半夏 10g，炒白芍 12g，大腹皮 10g，炙甘草 6g。水煎服，日 1 剂。

二诊（7 月 5 日）：现脐周疼痛、肛门下坠感明显减轻，大便日 2 次，不成形，胃脘胀满，食后甚。舌嫩红，边齿痕，舌质偏暗，苔薄白；脉细弦。6 月 29 日于复兴医院行钡餐灌肠：未见明显异常。守前方加焦三仙、炒莱菔子、连翘，以消食导滞、清热解毒。

处方：川楝子 10g，延胡索 10g，乌药 10g，木香 6g，厚朴 6g，香附 10g，白术 10g，枳壳 10g，黄连 6g，藿香 10g，茯苓 12g，姜半夏 10g，炒白芍 12g，大腹皮 10g，炒莱菔子 10g，焦三仙各 10g，连翘 12g，炙甘草 10g。水煎服，日 1 剂。

三诊（7 月 12 日）：诉现无腹痛，隐隐腹胀，稍多饮食则胃脘胀闷不舒，大便日 1 次，质正常。舌淡红，苔薄白；脉细弦。前方去厚朴、茯苓、姜半夏，加甘松、熟大黄，以枳实易枳壳。

处方：川楝子 10g，延胡索 10g，乌药 10g，木香 6g，大腹皮 10g，枳实 10g，黄连 6g，炒白芍 12g，炒莱菔子 10g，香附 10g，藿香 10g，白术 12g，焦三仙各10g，连翘 12g，甘松 6g，熟大黄 10g，炙甘草 6g。水煎服，日 1 剂。

四诊（7 月 19 日）：现无腹痛，稍多饮食则胃脘胀满不舒，气短，大便日 1 次，质可。舌嫩红，苔薄白；脉弦细。前方去炒白芍、炒莱菔子、香附、藿香、甘松，加厚朴、丹参、山药。

处方：川楝子 10g，延胡索 10g，乌药 10g，木香 6g，大腹皮 10g，厚朴 10g，枳实 6g，黄连 6g，白术 12g，焦三仙各10g，连翘 12g，山药 30g，丹参 15g，熟大黄 10g，炙甘草 6g。水煎服，日 1 剂。

随访：前方继服 2 周，症状消除而告愈。

【按语】腹痛的病因病机，不外寒、热、虚、实、气滞、血瘀等六个方面，但其间常常相互联系，相互影响，相因为病，或相兼为病，病变复杂。形成本病的基本病机是脏腑气机不利，经脉气血阻滞，脏腑经络失养，不通则痛。临证治疗时，以"通"为大法，根据辨证论治的结果，实则泻之，虚则补之，热者寒之，寒者热之，滞者通之，瘀者散。肠腑以通为顺，以降为和，肠腑病变而用通利，因势利导，使邪有出路，腑气得通，腹痛自止。但所谓"通"法，需理解为广义的"通"，并非单指攻下通利，而是在辨明寒热虚实而辨证用药的基础上适当辅以理气、活血、通阳等疏导之法，标本兼治。正如《医学真传·腹痛》谓："夫通则不痛，理也。但通之之法，各有不同，调气以和血，调血以和气通也；下逆者使之上行，中结者使之旁达，亦通也；虚者助之使通，寒者温之使通，无非通之之法也。若必以下泄为通，则妄矣"。

本例患者之腹痛既有脾胃虚弱，局部失养，不荣则痛，脾虚则泻；又有肝郁气滞，肝气乘脾，不通则痛，或兼痛泻，其病机涉及寒、热、虚、实、气、血六端。其部位在腹部（大肠），涉及的脏腑包括脾、胃、肝。故治疗时以川楝子合延胡索、香附以疏肝和胃、清热止痛；白术合白芍养肝健脾，调和肝脾；乌药以温中散寒止痛；白术、茯苓、甘草健脾益气；藿香、厚朴芳香化湿运脾；木香行气止痛，重点理大肠之气滞，合黄连燥大肠之湿浊以止泻；厚朴、大腹皮合枳壳行气消胀，宽中理肠；甘草调和诸药。诸药共用，肝、脾、胃、大肠并调，寒热虚实并治，综合调治，加减取效。

腹　痛 2

（肠易激综合征）

丁某某，男，30 岁。2012 年 6 月 16 日初诊。

主诉：腹痛反复发作 5 年余，近 2 个月加重。

5 年前因生气或出现腹痛，肚脐周围甚，后每因生气或受凉则导致肚脐周围疼痛，喜揉按，痛甚则欲泻，泻后痛稍减，每次发作约持续 3～5 日，曾于某西医院诊为"肠易激综合征"，治疗无明显改善。2 个月前因工作压力大后出现腹痛，疼痛程度较前明显加重，时轻时重，持续至今未缓解，大便不调，或日 1～2 次，或 2～3 日一行，伴晨起恶心，自觉平素手脚凉，多汗，纳少，睡眠差，入睡困难。舌体胖大，边有齿痕，苔薄黄；脉弦细而滑。

中医诊断：腹痛（肝脾不调，胆郁痰扰）。

西医诊断：肠易激综合征。

治则：调和肝脾，化痰和胃。

处方：痛泻要方、四君子汤、温胆汤等合方治之。炒白芍

10g，白术 10g，防风 10g，太子参 20g，郁金 10g，枳壳 10g，茯苓 15g，苏梗 10g，藿香 10g，川楝子 10g，延胡索 10g，陈皮 10g，焦三仙_各10g，炙内金 6g，竹茹 6g，姜半夏 10g，炙甘草 6g。水煎服，日 1 剂。

二诊（6 月 23 日）：诉脐周腹痛明显减轻，出汗较前好转，手足凉改善，无晨起恶心，入睡困难，大便日 1 次。舌嫩红，苔薄白；脉弦细而滑。前方加合欢皮 15g，太子参由 20g 增至 30g。

处方：太子参 30g，炒白芍 10g，白术 10g，防风 10g，郁金 10g，枳壳 10g，茯苓 15g，苏梗 10g，藿香 10g，川楝子 10g，延胡索 10g，陈皮 10g，焦三仙_各10g，炙内金 6g，竹茹 6g，姜半夏 10g，合欢皮 15g，炙甘草 6g。水煎服，日 1 剂。

三诊（6 月 30 日）：腹痛基本消失，手足凉明显好转，纳食较前增多，时有肠鸣，大便日 2 次，稀便。舌嫩红，质偏暗，苔薄；脉细弦。前方加黄连 6g，燥湿以实大便。

处方：太子参 30g，炒白芍 10g，白术 10g，防风 10g，郁金 10g，枳壳 10g，茯苓 15g，苏梗 10g，藿香 10g，川楝子 10g，延胡索 10g，陈皮 10g，焦三仙_各10g，炙内金 6g，竹茹 6g，姜半夏 10g，合欢皮 15g，黄连 6g，炙甘草 6g。水煎服，日 1 剂。

随访：药后诸症基本消失，病情稳定，随访 1 年，腹痛未发。

【按语】本例腹痛，缘于情志，因情志恼怒，肝失条达，气机不畅，肝郁克脾，肝脾不和，气机不利，而引起脏腑经络气血瘀滞，引起腹痛。且气滞日久，还可致血行不畅，形成气滞血瘀腹痛。治以疏肝解郁，健脾益气，调和肝脾。用痛泻要方抑肝扶脾，调中止泻，方中白芍养血柔肝；白术健脾补虚；陈皮理气醒脾；防风升清止泻。金铃子散（川楝子、延胡索）合郁金、枳壳疏肝理气止痛；四君子汤（以太子参易人参）合藿香健脾益气，醒脾运脾，兼焦三仙、炙内金消食和胃健脾，使脾旺则自不为肝所乘。温胆汤（半夏、竹茹、枳壳易枳实、陈皮、茯苓、甘草）以理气燥湿化痰，利胆和胃。上述诸方加减并用，调和肝、胆、脾、胃，疏肝利胆，健脾和胃，理气活血，清热化痰等诸法相合，病虽兼夹诸证，但用药精准针对，故疗效确切。

泄　泻 1

（慢性萎缩性胃炎，反流性食管炎）

刘某某，男，43 岁。2012 年 4 月 5 日初诊。

主诉：大便黏腻不爽 8 月余。

患者自去年 7 月开始大便变细，黏腻不爽，多不成形，日排便 2～4 次不等，无腹痛腹胀，疲乏倦怠，纳食尚可，睡眠佳。曾作结肠镜检查示：无明显异常。病前嗜饮酒，现已戒除。舌边红，质偏暗，苔白腻；脉弦。

慢性胃病（胃脘胀痛反复发作）病史 10 余年，屡经治疗现胃脘已无明显异常。去年 7 月胃镜检查示：慢性萎缩性胃炎，反流性食管炎，霉菌性食管炎不除外。过敏性鼻炎病史。

中医诊断：泄泻（脾虚不运，肠道湿滞不通）。

西医诊断：慢性萎缩性胃炎，反流性食管炎。

治法：益脾健运，清化肠道湿滞。

处方：吴鞠通"一加减正气散"主药化裁。藿香 10g，厚朴 10g，苏梗 10g，茯苓 12g，橘红 10g，蒲公英 15g，连翘 12g，白花蛇舌草 15g，丹参 15g，三七 10g，郁金 10g，枳壳 10g，焦三仙各 10g，炙内金 6g，绿萼梅 6g，清半夏 10g，生甘草 6g。水煎服，日 1 剂。

二诊（4 月 12 日）：精神较前振，大便日 1～3 次，黏腻，不成形，排便不爽。舌嫩红，苔黄白厚腻；脉弦细。肺与大肠相表里，肺气不宣与大肠滞气往往互为因果，处方加强宣肺、通腑之功。

处方：桑白皮 10g，苦杏仁 10g，全瓜蒌 30g，枳壳 10g，藿香 10g，佩兰 6g，蒲公英 15g，连翘 12g，白花蛇舌草 15g，生地榆 10g，郁金 10g，焦三仙$_各$10g，厚朴 10g，大腹皮 10g，白茅根 20g，三七 10g，橘红 10g，生甘草 6g。水煎服，日 1 剂。

三诊（5 月 10 日）：大便日 1～2 次，便初成形，黏腻软便。舌尖红，苔黄白稍厚；脉细弦。药已取效果，前方加减治之，去生地榆、焦三仙、大腹皮、白茅根、三七，以枳实易枳壳，加熟大黄、莱菔子、苏梗、半夏、川楝子、延胡索及木香。

处方：蒲公英 15g，连翘 12g，白花蛇舌草 20g，枳实 6g，厚朴 6g，全瓜蒌 30g，熟大黄 10g，炒莱菔子 10g，苏梗 10g，姜半夏 10g，藿香 10g，佩兰 6g，桑白皮 12g，苦杏仁 10g，橘红 10g，川楝子 10g，延胡索 10g，郁金 10g，木香 10g，生甘草 6g。水煎服，日 1 剂。

四诊（5 月 24 日）：诸症好转，大便日 1 次，偶日 2 次，排便畅，成形，牙龈、唇内长疱疹。舌边尖红，苔白黄稍厚；脉弦。前方去辛温之苦杏仁、橘红，加黄芩、玄参泻火解毒。

处方：蒲公英 15g，连翘 12g，白花蛇舌草 20g，枳实 6g，厚朴 6g，全瓜蒌 30g，熟大黄 10g，炒莱菔子 10g，苏梗 10g，姜半夏 10g，藿香 10g，佩兰 6g，桑白皮 10g，川楝子 10g，延胡索 10g，木香 6g，黄芩 10g，玄参 12g，郁金 10g，生甘草 6g。水煎服，日 1 剂。

五诊（6 月 7 日）：口内疱疹愈，大便日 1 次，软便，排便畅。舌嫩红，苔薄白；脉弦细。前方去黄芩、玄参，复加苦杏仁、橘红、黄连。

处方：蒲公英 15g，连翘 12g，白花蛇舌草 20g，枳实 6g，厚朴 6g，全瓜蒌 30g，熟大黄 10g，炒莱菔子 10g，苏梗 10g，姜半夏 10g，藿香 10g，佩兰 6g，桑白皮 10g，苦杏仁 10g，橘红

10g，川楝子 10g，延胡索 10g，郁金 10g，黄连 6g，木香 10g，生甘草 6g。水煎服，日 1 剂。

【按语】泄泻是一种常见的脾胃肠病证，一年四季均可发生，但以夏秋两季较为多见。脾虚湿盛是泄泻的基本病机，而运脾祛湿为治疗泄泻的基本原则，但在临床治疗应注意"健脾化湿"与"运脾化湿"的灵活运用，用药宜"通"宜"化"，"通"是指时刻念念不忘胃肠功能应以通畅下行为正常；"化"是指脾气运化为正常。李老临证重视问诊患者腹泻时大便的性状，结合患者兼有的相关表现，有针对性组方用药，同时考虑到"六腑以通为用"之特点，注重调畅胃肠之气机，对某些难治性泄泻的治疗有较好的疗效。（1）便软：多属脾气虚，兼水湿滞气不运，下走大肠。处方藿香、苏梗、清半夏、陈皮、厚朴，辛开苦降，振奋脾阳，调节肠胃功能。（2）便清稀，甚至如水样（水湿泄）：可用香连丸（黄连、木香）燥湿驱邪；藿香、苏梗和中，或配伍佩兰芳化湿浊；厚朴、枳壳理气，调和肠胃；脉弦，有木克土者，加川楝子、延胡索；同时加薏米、茯苓、白术健脾除湿，甚者车前子，利小便实大便。（3）虽腹泻，但有大便不爽感（大便排泄不畅，或有排不尽的感受为大便黏滞不爽）：与气机不畅有关。肺与大肠相表里，肺气不利，影响大肠传导。在运脾化湿的基础上可用苦杏仁、桑白皮、瓜蒌类宣降肺气，以助大肠之传导。（4）便溏：多因于脾虚。治疗除理气和中，芳化湿浊的基础上，辅以四君子补气健脾，砂仁、豆蔻，加强芳化运脾之力。

本例患者体质素强，因嗜酒而生湿助热，损伤脾胃，导致慢性胃病，其胃镜诊断为慢性萎缩性胃炎、反流性食管炎，但其胃脘诸症均不明显。临床以大便改变为主（结肠镜检查未见异常），出现大便或便细，或不成形，黏腻不爽，结合舌脉，总属脾虚不运，湿热内盛，肠道湿滞不通所致，治以益脾健运，清化肠道湿滞而取效。李老以吴鞠通之"一加减正气散"之组方核心化裁治疗。取藿香、厚朴、苏梗、茯苓、橘红、清半夏健脾醒脾、行气化湿；蒲公英、连翘、白花蛇舌草清热利湿解毒；另考虑患者病属慢性萎缩性胃炎，虽其临床症状一直并不明显，但总有"病久入络"之改变，故处以丹参、三七、郁金、枳壳、绿萼梅之类疏肝理气、活血化瘀之品；焦三仙合炙内金健脾消食，以助脾胃之气。随后经过 2 月余治疗，加减化裁，患者大便性状恢复正常，诸症皆消而告愈。

泄　泻 2
（肠易激综合征）

朱某某，女，53 岁。1993 年 10 月 8 日初诊。

主诉：慢性腹泻已半年有余。

每情绪不佳或饮食不慎则发病，日 1～2 次或 3～4 次，曾服消炎药和中药，症虽有减，但反复不愈，来诊时苔白滑稍腻；脉濡缓。多次查大便常规：无异常。曾某西医院诊断为肠易激综合征。

中医诊断：泄泻（湿阻，肝郁，脾虚）。

西医诊断：肠易激综合征。

治法：扶土抑木，兼芳香化湿。

处方：四加减正气散加减。藿香 10g，陈皮 10g，茯苓 15g，厚朴 10g，半夏 10g，苍术 10g，白术 10g，大腹皮 10g，草豆蔻 3g，白芍 12g，党参 12g，生谷芽 15g，生麦芽 15g，炙甘草 3g。水煎服，日 1 剂。

服上药加减 15 剂病愈。

【按语】藿香正气散是治疗感受四时不正之气，辟秽化浊的方剂。名医吴鞠通将原方加以化裁，取藿香、陈皮、茯苓、厚朴四味药为主药，根据湿热轻重及兼证不同，加味成为五个加减正气散，作为治疗湿温病升降中焦的系列方剂。其中四加减正气散证，由于湿重困扰脾阳，气机阻滞，加草果温阳燥湿，加山楂、神曲消食导滞。本案腹泻为脾虚湿阻，兼肝郁，李老在四加减正气散的基础上，更加半夏、白术、大腹皮健脾燥湿理气；白芍合白术疏肝健脾，调和肝脾；另以生谷麦芽易山楂、神曲，消食更兼运脾健脾。诸药合用，扶土抑木、芳化湿浊，故腹泻得止。

泄 泻 3

（慢性结肠炎）

薛某某，男，28 岁。2011 年 9 月 17 日初诊。

主诉：腹泻，烧心 4 月。

自述工作压力大，应酬饮酒较多，近几年每因饮酒或外出饮食出现腹痛、腹泻，多可自止，甚者服西药氟哌酸类腹泻可止。4 月前开始饮酒后出现腹泻至今，每饮酒而加重，今虽戒酒腹泻仍无好转，多次服中医药治疗无明显改善。现大便每日 3～4 次，泄泻时伴脐周腹痛，稀便，面色晦暗，睡眠不实，易疲乏。舌质嫩红，少苔；脉细弦。

中医诊断：泄泻（脾虚湿滞）。

西医诊断：慢性结肠炎。

治则：健脾，除湿止泻。

处方：川楝子 6g，延胡索 10g，黄连 6g，木香 6g，厚朴 6g，枳壳 10g，白术 10g，茯苓 12g，藿香 10g，苏梗 10g，焦三仙各 10g，炙内金 6g，车前子包 10g，炙甘草 6g。水煎服，日 1 剂。

二诊（9 月 24 日）：腹泻好转，软便，日 2 次，脘腹胀满，面色黯。舌质暗嫩，尖红，苔黄偏滑；脉细弦。守前方，加大腹皮、佩兰，以加强脾胃的运化功能。

处方：白术 10g，茯苓 12g，黄连 6g，木香 6g，厚朴 10g，大腹皮 10g，川楝子 6g，延胡索 10g，枳壳 10g，藿香 10g，佩兰 6g，苏梗 10g，焦三仙各10g，炙内金 6g，车前子包10g，炙甘草 6g。水煎服，日 1 剂。

三诊（10 月 15 日）：药后大便日 1～3 次，软便，无腹痛。舌质嫩，舌中后部苔偏黄，滑苔；脉细弦。守方加减，加强健脾扶正之功。

处方：党参 10g，白术 10g，茯苓 12g，山药 20g，黄连 6g，木香 6g，清半夏 10g，苏梗 10g，厚朴 6g，藿香 10g，生薏米 20g，豆蔻 6g，白芷 6g，焦三仙各10g，苍术 6g，炙甘草 6g。水煎服，日 1 剂。

【按语】本案泄泻起病主要为饮食所伤，患者恣食肥甘酒浆，伤及脾胃日重，致运化失职，升降失调，清浊不分，而发生泄泻。正如《景岳全书·泄泻》所说："若饮食失节，起居不时，以致脾胃受伤，则水反为湿，谷反为滞，精华之气不能输化，乃致合污下降而泻痢作矣"。故泄泻的产生，脾虚最为关键，脾胃为泄泻之本，湿浊下注是产生泄泻之标象。治疗以健脾运脾为主，处方多用藿香、苏梗、清半夏、陈皮、厚朴、枳壳类辛开苦降，健脾运脾，振奋脾阳，调节肠胃功能。辅以四君子汤、参苓白术散类方补气健脾，并多以砂仁、豆蔻加强芳化运脾之力。对于腹痛、泄泻患者，尤其便稀，甚则水样便者，李老不论寒热虚实，均可配伍香连丸（黄连、木香）燥湿驱邪，行气止痛，临证观察香连丸有明显的"实大便"之功，水湿泻者加车前子利小便实大便。对于泄泻伴有腹痛者，可增加金铃子散（川楝子、延胡索）理气止痛。此外腹泻日久，消化不良者居多，故伍以焦三仙或生谷麦芽、炙内金之类消食和胃。组方重在健脾益气以治脾；辛开苦降、芳化、苦燥、淡渗诸法并用以治湿盛。脾胃健运恢复，大肠湿滞得除，故病即痊愈。

泄泻，带下
（急性肠炎，子宫肌瘤，附件炎）

霍某某，女，43岁。2011年9月17日初诊。

主诉：腹泻2日。

昨日因饮食不节而致腹泻，至今晨共泄泻5次，稀软便，伴腹痛。平素常觉疲倦乏力，咽部有异物感，黄带，有异味，面部色素斑明显。有子宫肌瘤，附件炎病史。舌体偏瘦，舌边红，边有齿痕，苔薄白；脉细弦。

中医诊断：泄泻，带下（脾虚湿盛，兼肝郁）。

西医诊断：急性肠炎，子宫肌瘤，附件炎。

治则：健脾除湿，兼疏肝和胃。

处方：藿香10g，佩兰10g，清半夏10g，陈皮10g，黄连6g，木香6g，苏梗10g，川楝子6g，延胡索10g，焦三仙各10g，炙内金6g，生薏米20g，炙甘草6g。水煎服，日1剂。

二诊（9月24日）：腹泻已愈，小腹隐隐坠胀感，黄带减少，有异味。舌嫩红，苔薄白微黄；脉细弦。着重调理妇科带下，从肝脾论治，疏肝活血，清热除湿。

处方：醋柴胡6g，白芍10g，郁金10g，枳壳10g，桑白皮10g，黄芩10g，连翘12g，玄参10g，茯苓12g，苏梗10g，萹蓄10g，炙首乌10g，白茅根15g，三七6g，陈皮6g，生甘草6g。水煎服，日1剂。

【按语】此案为急性泄泻、子宫肌瘤及带下病，病有先后，治有缓急。首先治泄，注意运脾、醒脾。患者因饮食不节而损伤脾胃肠，致脾胃升降失司，清浊不分，混杂而下，遂成泄泻。运脾祛湿为腹泻的基本原则。用药宜"通"、"化"。处方藿香、佩兰、清半夏、陈皮、苏梗，辛开苦降，振奋脾阳，调节肠胃功能；合用香连丸（黄连、木香）燥湿驱邪，行气止痛；合金铃子散（川楝子、延胡索）舒肝和胃，善止腹痛；同时加薏米健脾除湿，利小便实大便；焦三仙、炙内金和胃，炙甘草为使药，调和诸药。

患者 7 剂药后，腹泻已愈。治其宿疾（妇科带下），又以治肝、脾为主。四逆散是治疗肝脾不调的良方，李老善以柴胡、白芍、郁金、枳壳并用，疏肝理气活血，伍三七活血化瘀；桑白皮、黄芩、连翘善清热泻火解毒；陈皮、苏梗以理气和中燥湿；玄参、制首乌善养阴、清血热解毒；白茅根、萹蓄善清利湿热，利尿；使以甘草，调和诸药，清热解毒。诸药相合，疏肝健脾，清热利湿而带下可止。

便 秘
（直肠癌术后）

余某某，女，55 岁。2007 年 10 月 8 日初诊。

主诉：大便 6 日未行。

1996 年直肠癌术后，大便规律紊乱，或数日不排便，或排便一日数次或数十次，便质多先干硬，色黑，稍有白色黏液，逐渐转为细软便，无脓血。十日前，日腹泻数十次后，服氟哌酸 2 日后缓解，后改为附子理中丸合乳酸菌素片治疗 2 日后，无排便至今。双下肢肌肤（小腿过膝）常觉莫名不适感，受凉后尤甚，但按揉后减轻，常影响睡眠。平素睡眠不实，易早醒，烦躁。舌淡红，舌质偏暗，苔薄白；脉弦细。

中医诊断：便秘（脾肾阳虚；肝郁）。

西医诊断：直肠癌术后。

治则：健脾补肾，润肠通便。

处方：淫羊藿 10g，肉苁蓉 12g，山药 30g，柏子仁 12g，玄

参 12g, 全瓜蒌 15g, 熟大黄 10g, 厚朴 6g, 枳壳 10g, 苏梗 10g,
大腹皮 10g, 连翘 10g, 丹参 15g, 三七 6g, 生甘草 6g。水煎服,
日 1 剂。

随访：服药 1 月余，大便基本恢复正常，或隔日 1 次，或每
日 1～2 次，排便畅。

【按语】 本案直肠癌术后，大肠功能紊乱，脾肾两虚；肾主
二便之开阖，肾阳虚或无力排便，或排便无度，且肾阳虚无力温
养肌肤，导致肌肤不荣。立法以温补脾肾，兼濡润肠道，理气活
血，调节大肠的排便功能。因患者平素烦躁易怒，兼肝郁化火之
象，故兼清心肝之热。方中淫羊藿、玄参、肉苁蓉补肾益精，润
肠通便；柏子仁养肝血、润肠通便；全瓜蒌清润肠道，合熟大黄
通便解毒，山药补益脾肾兼固涩，脾肾肝共治，润肠以利于大便
的传导。患者病久，气滞血瘀，丹参合三七活血化瘀；厚朴合枳
壳理气消痞；厚朴合大腹皮善行胃肠气滞，除胀满，加强排便力
度；苏梗擅入中焦，和中；连翘清心肝之热。诸药合用，以健脾
补肾，润肠通便取效。

附：

从《内经》理论谈中医对胃病的预防和保养

摘要：患胃病者，治疗是关键，但胃病的预防和保养也是非
常重要，而不可忽视的。本文从《内经》的理论及后人对经旨
的发挥，论述了人"以胃气为本"，保养胃气的重要性。继而提
出了对胃病的三防三养，即一防气伤胃，二防食伤胃，三防劳伤
胃，得了胃病以后，要注意怡情养胃气，节饮食保胃气，适当的
运动以畅胃气。三防三养的内容，起到无病防病，有病防变，加
速治疗痊愈，为行之有效的方法。

胃病中医多以胃胀痛而定名，西医包括的病种较多，如急慢性胃炎、消化溃疡、胃下垂、胃痉挛，及胃神经官能症等，皆属于胃病的范围。

在临床上，患胃病的人很多，属于常见病、多发病，久治不愈或反复发作又称为疑难杂病。祖国医学对本病的预防及保养，有着极其丰富的经验。早在《内经》中就开始重要的论述，后世医家更有很多的阐述和发挥。胃病所得，非一朝一夕，原因是多方面的。其中，饮食不节、情绪不良、劳倦无度是胃病的多发病因。患胃病以后，很不容易在短时间内治愈。因此，必须提醒健康之人要防胃病的发生；而得了胃病以后，除及时治疗外，更要注意从情绪、饮食、劳倦等方面调养，胃病才能及早治愈。今人，由于生活工作节奏紧张，精神不得保养，物质水平提高，膏粱厚味失于节制，诸多原因极易损伤胃气。而胃气为生生之本，关系人之生死安危，维系五脏六腑之兴衰。

人以胃气为本

人以肾气为先天之本，胃气为后天之本。《素问·至真要大论》曰："平人之常气，禀于胃……人无胃气曰逆，逆者死"；"安谷者昌，绝谷者亡"；"五脏六腑皆禀气于胃"。经文深刻说明胃气在人体中的重要作用，金元时期李东垣发挥其经旨更创造性提出："内伤脾胃，百病乃生"的理论。《寿亲养老新书》指出："主身者神，养气者精，益精者气，资气者食。食者生民之大，活人之本也。故饮食进，则谷气充，则气血盛，气血盛，则筋力强，故脾胃者，五脏之宗也，四脏之气，皆禀于脾，故四时皆以胃气为本"。以上说明，胃气的重要作用，胃气强人则精充、气足、神旺、健康长寿；反之，胃气不足，或胃受损伤，就可能引起诸多疾病。因此，务必注意保养胃气，是防病、治病的根本。

一防气伤胃，注重怡情养胃气

人的情志与五脏相应，《素问·阴阳应象大论》指出：肝

"志为怒"、心"志为喜"、脾"志为思"、肺"志为忧"、肾"志为恐"，人有五脏化五气，以生喜怒悲忧恐。《灵枢·本神篇》曰："脾，愁忧而不解则伤意，意伤则悗乱，四肢不举，毛悴色夭死于春"。《灵枢·百病始生篇》指出了气伤致病的病机："若内伤于忧怒，则气上逆，气上逆则六俞不通，温气不行，凝血蕴里而不散，津液涩渗，着而不去，而积皆成矣"。人的情绪，一切忧思恼怒，情志不畅，会使肝气郁结，肝木失于疏泄条达，则克土犯胃，使胃的气机阻滞，气血凝滞不通而胃病形成。《沈氏尊生书》更明确地指出："胃病，邪干胃脘也……唯肝气相乘为最甚，以木性暴，且正相克也"。此外，卒恐伤肾，肾水泛滥，致土困水横。悲为肺志，过悲可影响脾胃功能。嵇康《养生论》："曾子衔哀之，七日不饥"。心为五脏六腑之大主，五志所伤，动必关心，火为土母，故火衰则中土不暖，脾运亦疲；火亢则胃土燥热，津液干涸，害于化物。

《素问·上古天真论》早就提出防止七情伤身的理论："恬淡虚无，真气从之，精神内守，病安以来？"人生道路，常有坎坷和挫折，令人气愤不平的事并不少见，一旦不如意发生，就要镇定情绪，使其不过度激动。《内经》云："喜怒不节，则伤脏"，因此防止怒伤脏，气伤胃，就要学会制怒，豁达乐观。简单介绍几种制怒的方法。

第一，让步。遇到愤怒的人和事，应该想到，发怒并非良策，反而可能会增添新的烦恼，应该采取让步的办法。理智的让步，不仅自己心理上获得解脱，还会引起别人的谅解和同情。

第二，升华。遇到令人气忿不顺的事，或长期处于逆境之中，要善于支配自己的感情，化气为干劲，在逆境中奋发。这样，一方面使自己做出一番事业来，同时也使自己在有所作为中得到解脱。

第三，宣泄。令人气愤的事情一旦发生，为了不使悲愤进一步加剧，或是强压，在心中憋出病来，就必须设法解散悲愤而形成的情绪。可以理智的找一个通情达理之人，尽情地倾诉一番自己的委屈，求得别人的开导和安慰；或是唱唱笑笑地把"气"释放出来，可以短时间痛哭一场。当然迁怒于他人或者损坏公物则不足取。

第四，转移。发怒时，在大脑有一个强烈的兴奋灶，转移怒的刺激物，就是在大脑皮层建立另一个兴奋灶，用以消除或抵消发怒的兴奋灶，这是一种积极的接受另一种刺激物以达到制怒的目的的方法。例如，要发怒时，可强制自己去做一些平时感兴趣的事情，如有意识的唱歌、听音乐，或欣赏名画。也可以有意识地放松自己的精神环境，如跳舞、跟小孩玩耍，也是息怒的有效方法。

第五，意控。凡是自我意识比较健全的正常人，发怒时，要先行意识控制，以自己的道德修养与意志修养，使消极的愤怒不发生或降低情绪反应。例如在发怒时，心中可默念："息怒！犯不着这样！"这样就可以抑制心理活动的动力系统，从而达到制怒的效果。

第六，回避。生活中如遇到愤怒的刺激，要主动避开，眼不见则心静。儒家提倡："非礼勿视，非礼勿听"。确实能起到回避致怒刺激的效果。

一旦胃病已成，更要安常顺变，淡泊宁静，精神内守，提高心理、精神上的抗病能力，要怡情养胃气。牢记《内经》"恬淡虚无，精神内守"之精髓。简而言之，就要有一个好的心境，要恬性静养，"既得之，则安之"。以和悦欢乐的情绪对待疾病，是保养胃气的良方妙药。实践说明，一切悲观、忧思、郁怒、焦虑或烦躁均会加重胃病患者的病情。有人研究证明，人在强烈悲哀时，胃液分泌减少，消化功能减退；当人忿怒时，胃液分泌增加，胃酸过多。经常易怒之人，胃溃疡的发生机会明显较常人增加；而胃溃疡患者，因忿怒尤易引起消化道出血。因此，怡情静养，是提早治愈胃病的根本保证。

二防食伤胃，胃病要注意食养胃气

《素问·痹论》指出："饮食自倍，肠胃乃伤"。《灵枢·上膈篇》更明确指出："食饮不节"是引起膈证的主要原因之一。临证中，饮食不节、暴饮暴食、饥饱无常，损伤脾胃；或过食生冷，寒积胃中，损伤胃气；过饮烈酒，恣食肥甘辛辣煎炸食物，湿热内生，湿阻中焦，灼扰胃腑，损伤胃气。《素问·至真要大论》提出五味太过，皆能为病，"味过于酸，肝气以津，脾气乃绝；味过于咸，大骨气劳，短肌，心气抑；味过于甘，心气喘满，色黑，肾气不衡；味过于苦，脾气不濡，胃气乃厚；味过于辛，筋脉沮弛，精神乃央"。主张"谨和五味，骨正筋柔，气血以流，腠理以密……长有天命"。不然，就会"久而增气"，"气增而久则夭之由也"。总之，饮食不节，是引起脾胃病的主要原因之一。

对于已病的胃病患者，饮食宜注意以下几点，以保养胃气。

第一，饮食宜淡。一是指胃病之人，宜食清淡的饮食，清淡之品易于消化吸收，利于胃病的恢复。现代临床用药治病，提出食疗之法。在食疗中，尤以糜粥益养胃气。"粥"也被历代养生家所重视，宋代陆游《食粥》诗中曰："世人个个学长年，不悟长年在目前。我得宛丘平易法，只将食粥致神仙"。清代石成金亦曰："清晨食白粥，最能畅胃气，生津液，和五脏，大补于人"。二是指胃病之人，饮食不可过厚、过重。味有五种，《内经》指出："咸伤心，酸伤肝，苦伤肺，辛伤肝，甘伤肾"。总之，用味之食，不可过厚过重。五味之中，咸味最易伤人，咸味能凝血滞气，多食咸味之人颜色枯槁，脉络壅塞。而嗜味淡泊者，多神清气爽，疾病少生。

第二，饮食宜少。《内经》中明确指出："饮食有节"。东晋葛洪《抱朴子》中曰："不欲极饥而食，食不过饱，不欲极渴而饮，饮不过多。凡食过则结积聚，饮过则成痰癖"。古人指出过食一是脾胃总难运转；二是容易发诸般宿疾。胃病者，食宜少。一日三餐或四餐，以八成饱为宜，并应注重营养。胃病患者，多有食欲不振，或有食欲而消化吸收差，易造成心理负担，唯恐营养不良而千方百计增加食量，甚或一日多餐，而适得其反，加重胃纳的负担，没有休息、修复的时间，而造成食伤。在进食时间及进食选择方面，应注意晚餐饮食宜少；食香辣、炙煿之物宜少；梗硬难消之物宜少；荤腥油腻之物宜少；腐败之味宜少；酒宜少饮，切忌大醉；胃病宜戒烟；茶宜少饮，胃病之人不饮为佳。近代，国内外很多医家研究证实，节食不但益养胃气，节食也可以延年益寿。

　　第三，饮食宜缓。缓，主要指细嚼慢咽。唐代孙思邈《千金方》指出："美食须熟嚼，生食不粗吞"。《医说》指出："食不欲急，急则伤脾胃，法当熟嚼令细"。古代医家认为，饮食缓嚼，益于健康有三：一是细嚼则食精华，能滋养五脏；二是脾胃易于消化；三是不致吞呛噎咳。据现代研究有关资料表明，在充分咀嚼食物的过程中，唾液会大量分泌，唾液中含有多种酶类，可以帮助消化食物中的各种营养成分。唾液入胃后，给胃壁形成了一层保护层，大大减少了对胃壁的破坏，在咀嚼的过程中，胃肠道、胰腺分泌的酶也会大量增多，促进食物的消化和吸收。

　　第四，饮食宜精。精，是指胃病患者宜食易于消化吸收，富于营养的物质。不宜食粗糙和粗纤维过多的食物。现代研究指出，纤维有"抗营养"的缺点，它可同食物中的矿物质结合，减少矿物质的吸收和利用，尤其是消化道出血的病人，更应进无渣流食为主。

　　此外，饮食还应注意宜软，不宜过硬；饮食宜温，不宜过冷。《灵枢·本臓篇》指出："寒温和，则六府化谷……"。

三防劳伤胃，胃病之人宜静养胃气

《素问·上古天真论》在养生中告诫人本"不妄作劳"。劳，一指劳力，二指劳心。过度的劳心，则伤心血。心为五脏六腑之大主，心动则五脏六腑皆摇，过度则劳倦，则伤脾，致脾胃虚弱，胃失濡养。李东垣指出："形体劳役则脾病，脾病则怠惰嗜卧，四肢不收，大便泄泻；脾既病，则其胃不能独行津液，故亦从而病焉"。有言："劳倦伤脾，脾病而胃亦同时受病"。因此胃病之人，更要注意静养、休息，不得过劳，运动也要有所选择和节制。华佗曾云："人体欲得劳动，但不当使极耳。动摇则谷气得消，血脉流通，病不得生，譬如腐枢不朽也"。宋代《保生要录》亦云："养生者，形要小劳，无至大疲，故水流则清，滞则污。养生之人，欲血脉常行，如水之流。坐不欲至倦，行不欲至劳。顿行不已，然宜稍缓，即是小劳之术也……"。小劳，即指健康之人，不宜过劳损伤脾胃。胃病之人，要选择适合的体力活动，如散步、打太极拳。体质差者，选一、二式亦可，不要过力。总之，小劳之术，一般简便易行，行则有效。只要持之以恒，则为胃病者所宜。

李世增关于慢性胃炎的证治体会

一、慢性胃炎的病因

慢性胃炎是西医病名，按照证候学特点，属于中医"胃脘痛"、"痞满"、"吞酸"、"嘈杂"、"纳呆"等病证范畴，是主要由幽门螺杆菌（Helicobacter pylori，HP）感染所引起胃黏膜持续性慢性炎症病变，由于黏膜再生改造，最后导致固有腺体萎缩，并可伴有肠上皮化生及异型增生或非典型增生的癌前组织学病变。

西医认为慢性胃炎的病因比较复杂，至今尚未十分明确，一般认为幽门螺杆菌感染、长期进食刺激性食物、精神因素、药物（如阿司匹林、保泰松等）、慢性疾病（如慢性肾炎即尿毒症、慢性肝胆疾病、溃疡性结肠炎、类风湿性关节炎、系统性红斑狼疮等）、胆汁反流均可损伤胃黏膜，导致慢性胃炎的发生。而中医认为慢性胃炎的病因主要是饮食不节、情志所伤、劳逸失度、脾胃虚弱，其中饮食不节、脾胃虚弱是慢性胃炎的主要病因，而情志所伤、劳逸失度、六淫燥邪所侵也是其主要的发病因素。

二、慢性胃炎的辨证与辨病相结合

慢性胃炎的主症有五（胃脘疼痛、痞胀痞满、泛酸、嘈杂、纳呆），兼症有四（出血、贫血、虚劳、消瘦），或可转为噎膈、癥积、癌肿等病证。李老辨证以八纲结合脏腑、气血辨证为纲，辨寒、热（炎症，多夹湿热）、虚（气、阴、阳）、实（气、血、痰、湿、食等）、脏腑（脾胃、胃肠、胃肝等）；结合辨病（结合胃镜镜检结果），综合考虑用药治疗。

临证中体会，慢性浅表性胃炎患者以胃痛（超过80%）、吐酸多见，多隐痛，兼有饱胀不适，嗳气，食欲不振，泛酸及恶心。一般表现为饭后上腹部不适，有饱闷或压迫感，嗳气则自觉舒适；可见一时性胃痛，无明显体征。胃镜示：炎症病变，充血、水肿、渗出、黏液增多或有胆汁反流。而慢性萎缩性胃炎患者临证多以痞满、少酸常见，以胀满为主，伴有或不伴有疼痛，严重有出血、贫血、消瘦。主要表现为食欲减退，饭后饱胀；或上腹部痛及贫血、消瘦、倦怠或腹泻。胃镜示：黏膜炎症轻，黏膜红白相间以白为主，血管络透见，黏膜干燥，分泌物减少；腺体萎缩甚消失；腺化生或肠腺化生；间质炎细胞浸润显著。认为慢性浅表性胃炎多为实证，而慢性萎缩性胃炎多虚，且虚中夹实。

三、慢性胃炎的治疗

1. **基本治疗原则**

李老治疗慢性胃炎，注重结合清、和、润、补、化瘀等法，用药注重清、轻、简而不再伤胃之虞。

（1）清法消炎：胃部炎症，属中医胃热证，宜以清法治之，各证型均可选用，但不宜单独久用，以防损伤胃气，注意清胃药与健脾和胃之品共用。常用黄连、蒲公英、连翘、半枝莲、白花蛇舌草等药。尤多用蒲公英合连翘，二者均善治痈肿，李老认为胃炎属于胃内之痈，蒲公英善清肝胃热，"降滞气"，消瘀血，健胃助运，连翘尚有消食、清心之功，二者合用并有抗HP、保护胃黏膜、保肝利胆等效。

（2）祛瘀：慢性胃炎多"病久入络"，胃镜下可见微循环障碍，而临证可见舌暗、瘀点瘀斑之像。常选用赤芍、丹参、三棱、莪术、僵蚕、红花、延胡索、三七等药物。尤多用三七与丹参配伍，二者祛瘀而不伤正，"一味丹参，功同四物"，而三七则活血兼养血，善止痛消肿生肌。

（3）调和脾胃：慢性胃炎患者均有脾胃功能障碍之征，属脾胃虚弱可加党参、太子参、黄芪、白术、茯苓等品；若脾运不健，以豆蔻、砂仁、藿香、佩兰之品以健脾助运，并辅以焦三仙、生谷麦芽、炙内金等消食药；或胃气上逆，则以厚朴、枳壳、苏梗、沉香、柿蒂等以降逆；若脾气下陷者，多以黄芪、白术、柴胡等以益气升清；若为胃阴不足者，以北沙参、麦冬、百合、太子参、石斛等润之。

2. 注意用药配伍

（1）用药注意补泻兼施

慢性胃炎临证有虚实之分，治法用药故有补泻之别。但临证难见纯虚或纯实之证，因此治疗用药须补泻兼施，或补虚扶正为主兼驱邪通降为辅，或驱邪通降为主兼扶正。

临证补益之法常以气阴为分，有健脾法和养阴法之别。健脾法适用于脾胃虚弱或脾胃虚寒的慢性胃炎患者，尤其是慢性萎缩性胃炎为常用之法。用药如黄芪、党参、茯苓、白术、山药、甘草、干姜、枳壳、砂仁、乌梅、炙内金等。养阴法适用于胃阴不足的浅表或萎缩性胃炎患者，夹有胃热、肝郁等，常用药物有北沙参、麦冬、白芍、枸杞子、玉竹、石斛、山药、生地黄、山楂、佛手、乌梅、太子参等。

临证常用的泻法有调气、清化、活血三法。调气法用于胃气壅滞、气机失调引起脘痞、腹胀等，可调节胃肠蠕动及幽门括约肌功能，减轻胆汁反流，缓解黏膜下血管痉挛等。常与益气、活血法并用，常用药物有香附、木香、砂仁、苏梗、香橼、佛手、大腹皮、枳壳。清化法适用于脾虚湿阻，久郁化热，或酒食不节，酿生湿热，可调节胃液分泌，减轻、消除胃黏膜充血、水肿、糜烂等炎症。常用药物有茯苓、黄连、薏米、藿香、厚朴、半夏、豆蔻、苍术等。活血法适用于慢性胃炎充血、水肿、组织变性或增生，血运障碍，以及溃疡的病理状态，可增加胃黏膜血流量，改善微循环；加速炎症吸收和溃疡愈合；促进固有腺体再生。常用药物有莪术、当归、丹参、蒲黄、赤芍、乳香、没药、枳壳、延胡索、川芎、山楂、红花等。

（2）用药注意寒热并用

慢性胃炎病久多见日久化热或虚火上炎之证，但亦常兼寒证之像。治疗多用清热之法，如蒲公英、连翘、黄柏、黄连等；佐以温胃散寒之药，如干姜、高良姜、肉桂、桂枝等。寒热并用，并起反佐之意。因药物过于温燥，易伤胃阴，而过于寒凉则伤脾阳，唯寒热并用，方顾护脾胃之阴阳两端。

（3）用药注意治本与治标相结合

慢性胃炎根治很难，用中药根治尚须费时较久，很多患者往往缺乏耐心。故治疗之中，须注重减轻或缓解其症状收效较速之品的应用。治本的同时配合治标效果更佳。

（4）根据西医的检查诊断或主症的用药配伍

胃酸增高者，表现为泛酸、吞酸、烧心、嘈杂等，可采用以酸制酸法，药用乌贼骨、煅瓦楞、石决明、煅牡蛎等；或见酸益酸，李老认为用酸性药物可使胃本身分泌酸减少，药用焦三仙、川楝子、黄连、木香（或吴茱萸）等。如泛酸吞酸者，加旋覆花、半夏；嘈杂加消导和柔润药，如枳壳、砂仁或大枣。

胃酸分泌过少，或加补酸药如山楂，或养酸药如乌梅，阴虚酸少须增津化酸加生地黄、麦冬、石斛类；若为阳虚者酸少，可消导促酸，加炙内金、麦芽；寒证酸少，加高良姜、肉桂以刺激胃黏膜以助胃酸分泌；痰浊者低酸，加芳香药，如藿香、石菖蒲以促进消化和胃酸分泌。

胃镜示胃炎活动期，以炎症为主，选用清热利湿、解毒消痈药，如金银花、连翘、蒲公英、大黄、土茯苓、野菊花、白花蛇舌草、败酱草等；见胃黏膜水肿者，加猪苓、茯苓、薏米；胃黏膜充血加蒲公英、紫花地丁、败酱草、红藤、白花蛇舌草等。

慢性萎缩性胃炎示胃黏膜化生、肠化及非典型增生，酌情选用益气养阴之品，如黄芪、党参、白术、首乌、甘草、黄精、石斛、麦冬；结合活血化瘀之品，如丹参、川芎、赤芍、桃仁、红花、三七、莪术、三棱等；或软坚散结之品，如牡蛎、川贝母、浙贝母等。

若见反流，如为胆汁反流（胆到胃），以疏肝和胃、解郁导滞治之，利胆之枳壳、郁金必用，合川楝子、木香、丁香、乌药、半夏等；若胃内消化液反流到食管，多选用苏梗合半夏，或加用全瓜蒌、炒莱菔子。

若为 HP 阳性者，以清热化瘀治之，如黄连、大黄、白花蛇舌草、蒲公英、三七、丹参之类。

对于胃脘疼痛甚者，李老多用芍药甘草汤、金铃子散、元胡止痛片治之，结合辨证，达到行气止痛、养血止痛、解痉止痛、制酸止痛、化瘀止痛、温中止痛等不同目的。

若以痞满为主症者，行气和胃消痞，以枳实、炙内金、厚朴、大腹皮、半夏、沉香等。如为食后痞满兼泛酸者，多加神曲、麦芽、谷芽；不泛酸者，加用山楂，或焦三仙共用。

第四章 肝胆病证

胁 痛
（子宫收缩不良）

王某某，女，26 岁。2008 年 3 月 2 日初诊。

主诉：右侧胁肋胀痛 1 月余。

2008 年 1 月 4 日行药物流产后，阴道流血淋漓不断至 2 月 16 日方停，至今未行经。1 个月来自觉心烦急躁，右侧胁肋胀痛不舒，时连及小腹，腰部酸楚疼痛。小便正常，大便日 2～3 次，多饭后有便意，成形。曾于某西医院检查，查腹部及妇科 B 超：均未见异常，疑为子宫收缩不良，查 HP（+）。去年 8 月手术刮宫流产史。舌质偏暗，边有齿痕，苔薄黄；脉细弦。

中医诊断：胁痛（气血不足，肝气郁结，心肝火盛）。

西医诊断：子宫收缩不良。

治则：疏肝理气，清热止痛。

处方：柴胡疏肝散、金铃子散、香苏饮诸方合而加减化裁。醋柴胡 10g，白芍 10g，郁金 10g，枳壳 10g，青皮 6g，陈皮 6g，苏梗 10g，川楝子 10g，延胡索 10g，连翘 10g，蒲公英 6g，太子参 15g，当归 6g，三七 10g，香附 6g，炙甘草 6g。水煎服，日 1 剂。

二诊（3 月 12 日）：药后胁肋胀痛明显减轻，自觉右胁肋连及小腹稍觉酸痛。舌嫩，边尖红，边齿痕。在舒肝清肝之四逆散、金铃子散组方基础上，加强补益肝肾，养血活血之功。

处方：桑寄生 10g，续断 10g，鸡血藤 15g，丹参 15g，北沙参 12g，麦冬 10g，玄参 10g，连翘 10g，川楝子 10g，延胡索 10g，醋柴胡 10g，白芍 10g，郁金 10g，枳壳 10g，厚朴 6g，炙甘草 6g。水煎服，日 1 剂。

三诊（4 月 2 日）：右侧胁肋、小腹胀痛基本消失，心烦明显减轻，3 月 21 日行经，带经 5 日，质量均可，经后带下色白清稀。舌嫩红，偏暗，边有齿痕；脉细弦。仍以疏肝理气、补益肝肾为主治疗，兼顾带下。前方去北沙参、麦冬、玄参、连翘、厚朴，加生黄芪、土茯苓、制首乌、生杜仲、丝瓜络、橘红、苏梗。

处方：醋柴胡 10g，炒白芍 10g，郁金 10g，枳壳 10g，丹参 15g，生黄芪 20g，川楝子 10g，延胡索 10g，鸡血藤 15g，土茯苓 20g，制首乌 10g，桑寄生 10g，续断 10g，生杜仲 10g，丝瓜络 6g，橘红 10g，苏梗 10g，炙甘草 6g。水煎服，日 1 剂。

【按语】本案起病于药物流产之后，因急躁于阴道出血长时间淋漓不断，月经不行，后遂产生胁痛为主的症状。胁痛一病主要责之于肝胆。因为肝位居于胁下，其经脉循行两胁，胆附于肝，与肝呈表里关系，其脉亦循于两胁。肝为刚脏，主疏泄，性喜条达；主藏血，体阴而用阳。若情志不舒，或抑郁，或急躁，均可导致肝脉不畅，肝气郁结，气机阻滞，不通则痛，发为胁痛。如《金匮翼·胁痛统论》说："肝郁胁痛者，悲哀恼怒，郁伤肝气"。肝气郁结胁痛，郁久有化火、伤阴、血瘀之变。故《杂病源流犀烛·肝病源流》又说："气郁，由大怒气逆，或谋虑不决，皆令肝火动甚，以致胠胁肋痛"。

治疗以疏肝理气为主，李老以柴胡疏肝散加减，以醋柴胡疏肝解郁，白芍养肝敛阴，和胃止痛，与柴胡相伍一散一收，助柴胡疏肝，相反相成共为主药；配枳壳泻脾气之壅滞，调中焦之运动与柴胡同用一升一降，加强疏肝理气之功，以疏郁邪；白芍合甘草配伍缓急止痛，疏理肝气以和脾胃，以郁金易川芎行气开郁，活血止痛，合枳壳疏肝利胆之功；香附、陈皮疏肝健脾理气止痛，合苏梗为香苏饮之方义，李老用之疏肝和胃，有助于消除腹痛不适等症。配以川楝子、延胡索疏肝理气兼清热止痛，更助缓解胁痛之证。针对其近期检查 HP（+）结果，李老考虑其兼有慢性胃炎或有发展慢性胃炎之趋势，处以善清热解毒，除滞气之蒲公英合连翘药对，蒲公英善清脾胃之火，连翘善清心火，二者合用并可防、消气郁化火之象。患者之病缘于流产之后，肝肾亏虚，气血不足，故先后以太子参、黄芪、当归，或桑寄生、续断、制首乌、杜仲等以扶正固本。诸药合用补泻相兼，标本兼顾，补益肝肾、益气养血以治本，清热止痛、疏肝解郁以指标，药证相符，故而收效。

胁　痛
（胆囊摘除术后）

王某某，女，35 岁。2012 年 8 月 18 日初诊。

主诉：右侧胁肋胀痛反复发作 3 年。

3 年前因右侧胁肋胀痛发作于某医院确诊为胆结石病，3 年来经常出现右侧胁肋胀痛，虽 2 年前已行胆囊摘除术，但仍时发右侧胁肋胀痛，伴后背牵掣痛，平素气急易怒，口苦，感后背发凉，畏寒，双手肿胀，二便正常；最近 3 个月月经量少，经期仅 1 日，无带下，孕 4 产 1。舌嫩红，苔薄黄；脉沉细弦。

中医诊断：胁痛（脾虚肝热）。

西医诊断：胆囊摘除术后。

治法：健脾疏肝，清热止痛。

处方：党参 10g，佛手 10g，醋柴胡 10g，白芍 10g，川楝子 10g，延胡索 10g，郁金 10g，枳壳 10g，当归 10g，香附 10g，桑白皮 10g，黄芩 10g，连翘 12g，丝瓜络 6g，生地黄 15g，厚朴

6g，橘红 10g，丹参 15g，生甘草 6g。水煎服，日 1 剂。

二诊（9 月 18 日）：前药继服 1 月，病情好转，前述诸症均明显减轻，颈背沉，纳可，眠佳，二便正常；LMP：2012 年 8 月 30 日，经量较前增多，色鲜红，无血块，经期 3 天。舌淡红，苔薄白，偏干；脉细弦，沉取无力。方已取效，加减治之，去寒凉清热之桑白皮、黄芩、连翘、生地黄，加葛根、菟丝子、姜半夏、紫灵芝。

处方：党参 12g，佛手 10g，葛根 30g，醋柴胡 10g，白芍 10g，川楝子 10g，延胡索 10g，郁金 10g，枳壳 10g，当归 10g，香附 10g，厚朴 6g，丹参 15g，菟丝子 10g，紫灵芝 6g，橘红 10g，丝瓜络 6g，姜半夏 10g，生甘草 6g。水煎服，日 1 剂。

随访：服药 20 余剂，诸症消除而愈合。

【按语】 本案西医曾诊为胆结石，虽经手术摘除胆囊，但胁痛与术前比较无明显改善。中医认为，胁痛皆与肝的疏泄功能失常有关。故精神愉快，情绪稳定，气机条达，对预防与治疗有着重要的作用。但此例患者述自幼便情绪易于紧张，急躁易怒。故病起肝气郁结之证总不消除，肝郁化火，肝气乘脾，脾失健运，则"无法灌溉四旁"，兼之气机不畅，故有手胀、背凉之兼症。临证应据"痛则不通"，"通则不痛"的理论，以及肝胆疏泄不利的基本病机，应用疏肝利胆，理气通络之品，用药醋柴胡、白芍、郁金、枳壳、丝瓜络；肝气疏泄不利影响月经之按月盈亏，患者有月经量少，以香附、当归、丹参以养血活血调经。桑白皮、黄芩泻肺清肝，连翘清心火，玄参养阴清热；厚朴、橘红理气健脾，辛开苦降，调畅气机。在整个治疗过程中，李老不厌其烦对病人进行开导，让其注意休息、饮食，劳逸结合，尤其是调畅情志，放下思想包袱。患者自言尚未用药，病痛即已好转大半。

胆 胀

（慢性胆囊炎，胆结石）

王某某，女，59 岁。2009 年 9 月 15 日初诊。

主诉：胁痛反复发作 20 余年，加重 1 月余。

有慢性胆囊炎病史 20 余年，胆结石病史 5 年，右侧胁肋疼痛反复发作。症见面色萎黄，精神不振，心烦易怒，夜间口苦甚，右胁肋灼热疼痛剧烈已 1 月余，在京某医院诊治，查血常规：无异常；B 超：中度脂肪肝，胆囊多发结石（最大 1.1cm×0.8cm），胆囊壁毛糙稍厚，脾大。处以大黄利胆胶囊、匹维溴铵片服用 2 周，无明显改善。3 年前患头部带状疱疹，现遗留右侧头痛、麻木、眼痒。舌红，尖红，苔薄白微黄；脉细弦。

中医诊断：胁痛（气滞血瘀）。

西医诊断：胆囊炎，胆结石。

治法：疏肝利胆，理气活血。

处方：柴胡疏肝散加减。醋柴胡 10g，白芍 12g，郁金 10g，枳壳 10g，川楝子 10g，延胡索 10g，蒲公英 12g，连翘 12g，香附 6g，苏梗 10g，丹参 15g，姜半夏 10g，丝瓜络 6g，橘红 10g，三七 10g，生甘草 6g。水煎服，日 1 剂。

二诊（9 月 22 日）：胁痛较前明显减轻，饮食稍多易发胁腹胀痛，头痛，大便日 1 次，便畅。舌嫩红，苔薄白；脉细弦，沉取无力。前方去蒲公英、连翘，加太子参、茯苓、路路通。

处方：太子参 20g，茯苓 12g，醋柴胡 10g，白芍 12g，郁金 10g，枳壳 10g，川楝子 10g，延胡索 10g，香附 10g，路路通 10g，丝瓜络 6g，苏梗 10g，姜半夏 10g，丹参 15g，三七 10g，橘红 10g，生甘草 6g。水煎服，日 1 剂。

【按语】胆胀是指胆腑气郁，胆失通降所引起的以右胁胀痛为主要临床表现的一种疾病，临床表现与西医学所称的慢性胆囊炎、慢性胆管炎、胆石症等相似。胆腑内藏精汁，若胆道通降功能正常，在肝胆疏泄作用下，胆液经胆道排入肠中，助脾胃腐熟消化水谷。若因饮食偏嗜、忧思暴怒、外感湿热、虚损劳倦、胆石等原因导致胆腑气机郁滞，或郁而化火，胆液失于通降即可发生胆胀。病位在胆腑，与肝胃关系最为密切。日久不愈，反复发作，邪伤正气，正气日虚，加之邪恋不去，痰浊湿热，损伤脾胃，脾胃生化不足，正气愈虚，故病久多为虚实夹杂之证。实者宜疏肝利胆通腑，根据病情的不同，分别合用理气、化瘀、清热、利湿、排石等法；虚者补中疏通，根据虚损的差异选药。柴胡疏肝饮属临床治疗胆胀习用的效方，李老临证多在柴胡疏肝散基础上，与参苏饮、金铃子散合而组方，以增强疏肝利胆、理气通降止痛之功。本例患者病久入络，加丹参、三七、丝瓜络活血化瘀通络；口苦、心烦之热象，以蒲公英、连翘以清解之。胆胀之证，总有脾胃损伤，用太子参、茯苓健脾益气养阴，姜半夏、橘红、苏梗等辛开苦降，健运脾胃调畅气机。诸药相合，疏肝利胆、理气活血，主治肝胆，兼顾脾胃，服药 14 剂而取效。胆胀一病，多发生于 40 岁至 65 岁之女性，其发病率呈上升趋势，其原因可能与人们饮食结构的变化有关。中医药治疗本病效果较好，远期疗效尤其是减少复发的疗效更为显著。

第五章　肾膀胱病证

石　淋 1
（泌尿系结石合并感染）

李某某，女，54 岁。1976 年 4 月 23 日初诊。

主诉：腰痛 2 周余，伴会阴部放射痛。

患者于 1976 年 4 月 7 日因急性腰痛而住院。住院后经多方检查，西医初步诊断为泌尿系结石合并感染，并进行抗感染和对症治疗。因某种原因未拍片确定结石位置。4 月 23 日，患者虽经一段治疗，但病情仍不缓解，故邀中医诊治。症见：一周来腰痛不止，以右侧为重，痛甚如折，牵引小腹合并会阴部放射，痛时面色苍白，出冷汗，尚有发热，恶心欲吐，尿灼痛而少，色黄而赤，病人痛苦表情，呻吟不止。舌质红，舌苔黄；脉弦细稍数。尿常规检查：尿蛋白++，红细胞满视野，白细胞 5～10。

中医诊断：石淋（湿热久蕴，煎熬尿液）。

西医诊断：泌尿系结石合并感染。

治法：清热利湿，行气止痛，排石通淋。

处方：①萹蓄 15g，滑石 9g，黄芩 9g，木通 9g，玄参 9g，生地黄 12g，乌药 9g，牛膝 9g，木香 6g，金钱草 30g，海金沙包 9g，延胡索 9g，车前子包 9g，生甘草 6g。水煎服，日 1 剂。②针刺取穴：三阴交（双），阴陵泉（双），足三里（双）。早晚各针一次，用较强刺激手法。

二诊（4 月 25 日）：自用针药后，腰痛有所减轻，少腹有下坠感；脉舌同前。嘱患者再进原方 2 剂，针刺穴位及次数同前。

次日下午七时左右，患者自尿中排出结石6粒，2粒如黄豆大，4粒如绿豆大小。

三诊（4月27日）：患者心中大喜，精神愉快，自述病已去大半，于当日下午又排出结石3粒，大者如黄豆大一粒，余二粒仍如绿豆大，其症尚见，口干，恶心，睡眠欠佳，面色萎黄。舌质红，舌苔薄黄；脉细数。此乃余邪未尽，气阴有伤，仍进清热利湿通淋，兼以益气养阴。

处方：①萹蓄12g，木通9g，车前子包9g，黄芩9g，生地黄24g，白术9g，川牛膝12g，乌药9g，木香6g，延胡索9g，金钱草30g，海金沙包10g，竹茹9g，陈皮9g，甘草6g。水煎服，日1剂。②针刺每日一次，取穴同前。

四诊（4月29日）：患者自尿中又排出结石一粒，如赤豆大小，症尚见周身乏力，气短，大便干，睡眠欠佳，苔薄白；脉细弱。此乃邪驱正亦虚，法宜扶正兼排石之剂，带药出院治疗，以图根治而不留后患。

处方：桑寄生15g，续断12g，生黄芪20g，白术9g，川牛膝12g，当归9g，柏子仁12g，天冬9g，麦冬9g，金钱草10g，海金沙包9g，陈皮9g，生地黄12g，炙甘草6g。水煎服，日1剂。

五诊（5月7日）：药后未再见结石排出，症尚见腰困乏力，时头昏眼涩，大便干。舌苔薄白；脉细弱。此乃病后肝肾之阴已亏，法宜益肾养肝调治。

处方：桑寄生30g，续断12g，生地黄20g，熟地黄20g，白芍12g，当归9g，生黄芪20g，白术9g，牛膝12g，北沙参12g，陈皮9g，肉苁蓉9g，炙甘草6g。水煎服，日1剂。

上方继服10余剂，诸症悉除，随访病后一直操持家务。

【按语】凡具有尿频、尿急、尿痛或伴有腰痛发热等症者，即可诊断为淋证。淋证有五：小便热痛为热淋；尿中有血为血淋；小便浑浊如乳白色，夹有凝块者为膏淋；小便淋漓不已，遇劳即发者为劳淋；尿中有砂石排出者为石淋。李老辨证则根据临床证候的特点主要分为湿热淋、虚寒淋，砂石淋三大类。湿热淋包括了西医诊断的泌尿系感染，砂石淋包括了泌尿系结石。

淋证的发生，《金匮要略》认为是热在下焦。《诸病源候论》更明确指出："石淋者，淋出而石也。肾主水，水结则化为石，肾虚而膀胱气化不行，为热所乘，热则成淋"。在症状方面亦指出："其病之状，小便则茎里痛……痛引少腹，膀胱里急，砂石从小便道出，甚者塞痛令闷痛"。由此可见石淋的形成，乃是由于湿热久蕴，煎熬尿液，日积月累，尿中杂质结为砂石而成；另一方面肾虚阴亏，及气虚推动无力亦可导致尿中杂质的积累而成石。湿热气血交阻，壅塞水道，通降失利，阻闭不通则发生绞痛，热伤血络则见尿血等症状。

石淋初起，多属湿热证，常法多用清热利湿、排石通淋为治，但临证则应辨证施治，方能取得如期的效果。此案结石初起，起病急，病程短，初期即见，湿热蕴结下焦，尿液成石之症，首拟清热利湿、行气镇痛、通淋排石为治，用清利排石治疗，结石已有排出，但又见气阴两虚之象，在排石剂中加入扶正之品，后期结石已排出（前后共排出结石 10 粒）。此刻，邪虽去，但正亦虚，症见腰困，乏力，头晕眼涩，大便干，夜寐不安，一派肝肾阴亏之象，治以益肾养肝，进行调治，症状逐渐消除而愈。必须根据病情急缓，病程长短，疾病的性质，体质的强弱，因人制宜，采用"急则治其标，缓则治本"。

前人指出，尿石初起，都由实热，治宜宣通清利，忌用补法，多由甘寒，少则苦寒。后期多虚或虚中有热有实，或病起即有虚象，治宜兼用补法，切忌大利大下。本案初起为主，治宜清热泻火，利水通淋。用八正散加减，用药萹蓄、车前子、木通、滑石清热利湿；黄芩清燥湿热；金钱草、海金沙利水通淋排石；

木香、乌药、延胡索行气、顺气、止痛；牛膝活血祛瘀、利水通淋、引药下行；生地黄、玄参养阴清热，渗利而不伤津。后期出现气阴两亏的症状，即加入扶正之品，以注重调补脾肾。另治疗中注重针药并行，排石除应用药物外，并配合针刺，也是重要的一环，取穴三阴交、阳陵泉、足三里，并用中强刺激手法，调和气血，通畅经络，可起到行气、利湿、止痛的作用。据临床报道，针刺可缓解平滑肌痉挛，对于结石的下移排出都有一定的作用。

石　淋 2
（泌尿系结石）

赵某某，女，42 岁。1979 年 10 月 9 日初诊。

主诉：右侧肾区绞痛反复发作 3 年余。

患者于 1976 年患右侧肾结石，曾在外地医院摄片发现右侧肾盏有黄豆大小结石 5 枚，1977 年曾有 2 粒结石降到膀胱，因不能排出，故在外地医院行手术取出。返回当地以后，症情仍未解除，经常反复发作肾绞痛，痛时用西药阿托品、杜冷丁以解痉镇痛。近半年来一直服中药调治，一般以清利化石为主，但症情不但没有缓解，反而诸症俱增。诊时除见上述反复发作的绞痛症状外，尚见形体消瘦，腰膝酸软无力，面色无华，五心烦热，夜寐不安，咽燥口干，入夜更甚，月经来潮量少，经期前后不定。舌质红，舌苔白薄；脉沉细稍数。

中医诊断：石淋（湿热下注，兼肝肾阴亏）。

西医诊断：泌尿系结石。

治法：滋养肝肾以固其本，兼以行气化瘀，排石通淋。

处方：当归 10g，白芍 12g，生地黄 30g，熟地黄 30g，女贞子 12g，旱莲草 15g，苍术 9g，茯苓 12g，川牛膝 12g，丹皮 9g，山药 9g，乌药 9g，石韦 12g，海金沙（包）10g，金钱草 30g，炙甘草 6g。水煎服，日 1 剂。

二诊（11 月 19 日）：上方随症加减 40 余剂，患者症情大有好转，五心烦热大减，夜寐已安，经量亦增多，口干燥已除，并自觉痛处有下移感觉，此为正气渐复，结石有下行之势，仍以扶正祛邪，加重排石之力，因势利导。

处方：生黄芪 30g，当归 10g，生地黄 30g，熟地黄 30g，女贞子 12g，旱莲草 15g，苍术 9g，山药 12g，川牛膝 12g，丹皮 9g，乌药 9g，木香 9g，石韦 9g，冬葵子 12g，王不留行 12g，海金沙（包）10g，金钱草 30g，炙甘草 6g。水煎服，日 1 剂。

上方继服 8 剂，患者小便排出黄豆大小结石一粒，如赤豆大小结石 2 粒，随后经 X 线腹部平片检查，肾及输尿管处均未发现结石阴影。自觉症状消失。

【按语】此案肾结石患者，病已 3 年之久，而久复不愈，又用中药清利化石、渗利之剂长达半年之久，不但结石未化，反致渗利伤阴，阴液亏耗，使诸症有增无减，如再用通利之剂，则阴液更伤，单用补法又虑其邪，攻补两难，如何治之？《素问·五常政大论》："无致邪，无失证"。细观其证，即病有虚，虚中夹实，当用攻补兼施之法，拟益阴补肾以治本，行气化瘀通淋以治其标，求其补而不滞，导而不溃。本案即所谓肾虚有热成石，肾火炼石，是指积热日久，灼炼阴液，阴亏液少，尿中杂质积聚而成石。前人指出，盖肾虚有热，非火有余，乃阴不足，阴不配阳，阳不得藏，故出现一些阴虚之证，如本案出现五心烦热、口燥咽干、尿赤等症状，此病真标在膀胱，而本在肾，所谓阴虚之人得石者多，反之，如渗利太过，气阴损伤，煎熬尿液，则更易成石，此例勿再清利攻伐，总王冰"壮水之主以制阳光"之法治疗。尿石后期多虚或虚中有热有实，或病起即有虚象，治宜兼用补法，切忌大利大下。尤其是本案病起即有虚象，更宜攻补兼施，方用六味地黄丸加减。药物金钱草、海金沙、石韦清利湿热，通淋排石；乌药行气顺气止痛；牛膝活血祛瘀、利水通淋、引药下行；生熟地黄、白芍、女贞子、旱莲草、茯苓、山药、丹皮等，滋肾补肝，调补脾肾；苍术健脾燥湿。排石要调补脾肾，扶正理气，因气行则血行，血行则尿量增加，以起到分离结石，使其下移或促使缩小，软化和消失。二诊加黄芪30g补气益气，当归、丹皮类行血之药亦助于排石。用熟地黄、苍术二药是仿"燥湿滋肾，两擅其长"的黑地黄法。使苍术得熟地黄，则可燥湿健脾之功，而免过燥伤阴；使熟地黄得苍术，则可逐补肾滋阴之利，以免滋腻滞脾之弊。据现代医学报道，排石重用金钱草，调节 pH 值，起到酸化尿液的作用，利于结石的溶化排出。清热利湿药中加入牛膝、黄芪等药有改善肾功能的作用。

　　总之，中医中药在排石方面，确实有很宝贵的经验，临证中既重视一方一药的应用，重要的是必须掌握辨证论治，这是祖国医学的精华，应努力发掘、提高，至于结石较大或较长时间的服药而效果不显，当积极中西医结合或手术治疗，使其相得益彰。

淋　证 1

（慢性泌尿系感染）

　　邵某某，女，81 岁。2012 年 9 月 17 日初诊。

　　于 2012 年 7 月中旬摔伤后出现股骨头骨折，手术复位，卧床 2 月余。7 月底开始出现小便淋漓涩痛，于某医院查 B 超示：肾及膀胱无异常；尿常规：白细胞 7～10，抗生素静脉滴注 1 周好转，小便涩痛减轻，但仍小便淋漓不尽，尿频，日尿十数次，夜尿 5～8 次，伴心慌，急躁，纳少，大便日 1 次，偏干，睡眠差。舌淡红，舌质暗，苔黄厚而腻；脉滑细数。查 BP 120/80mmHg。糖尿病病史 25 年；有慢性泌尿系感染病史 10 余年，平均每年复发 1～2 次，以抗生素治疗可暂愈。

中医诊断：淋证（湿热下注，脾肾不足）。

西医诊断：慢性泌尿系感染。

治则：清利湿热，健脾补肾。

处方：太子参 20g，北沙参 12g，生黄芪 15g，茯苓 12g，萹蓄 10g，瞿麦 10g，白茅根 20g，芦根 10g，黄柏 6g，赤芍 10g，丹皮 10g，牛膝 10g，天冬 10g，麦冬 10g，丝瓜络 6g，玄参 10g，生甘草 6g。水煎服，日 1 剂。

二诊（9 月 24 日）：小便淋漓明显减轻，排尿次数减少。大便日 1 次，偏干。舌红，舌质暗；苔黄厚腻；脉细弦，沉取无力。前方加减，增强滋补肝肾之功，并运脾消食。

处方：太子参 30g，生黄芪 20g，茯苓 12g，女贞子 12g，旱莲草 10g，白茅根 20g，芦根 10g，萹蓄 10g，黄柏 6g，赤芍 10g，丹皮 10g，牛膝 10g，藿香 10g，焦三仙各 10g，炙内金 6g，丝瓜络 6g，生甘草 10g。水煎服，日 1 剂。

三诊（10 月 8 日）：无小便淋漓涩痛，尿频较前改善，白日小便次数基本正常，3～5 次，夜尿 3～5 次，纳可，大便正常。舌红，舌质暗；苔黄厚腻；脉细弦，沉取无力。虑及病证日久，肾气不固为主，兼湿热下注，以补肾健脾，清热化湿以治之。

处方：桑寄生 12g，续断 12g，太子参 20g，生黄芪 20g，蒲公英 12g，连翘 12g，白花蛇舌草 15g，姜半夏 10g，藿香 10g，萹蓄 10g，白茅根 15g，路路通 10g，牛膝 10g，丹参 15g，焦三仙各 10g，炙内金 6g，陈皮 10g，生甘草 10g。水煎服，日 1 剂。

四诊（10 月 22 日）：现夜间小便次数较前减少，每晚 2～3 次，无尿痛。近日感冒，咽干，咳嗽。舌边红，苔薄黄而干，有裂纹；脉细弦，沉取无力。

处方：炒山药 30g，枸杞子 20g，女贞子 10g，桑白皮 10g，黄芩 10g，苦杏仁 10g，山萸肉 10g，桑螵蛸 10g，益智 10g，乌药 10g，淫羊藿 10g，五味子 6g，生地黄 15g，熟地黄 15g，生牡蛎_先30g，豆蔻 6g，生甘草 6g。水煎服，日 1 剂。

前方继服 7 剂，夜尿 1～2 次，诸症消除，随访 3 个月，病情稳定。

【按语】本案现代医学属慢性泌尿系感染，属中医"淋证"范畴，隋代《诸病源候论·淋病诸候》对本病的病位及发病机理作了高度明确的概括："诸淋者，由肾虚而膀胱热故也"。本病缘起于膀胱湿热，气化失司。肾与膀胱相表里，肾气的盛衰，直接影响膀胱的气化与开合。淋证日久不愈，热伤阴，湿伤阳，易致肾虚；肾虚日久，湿热秽浊邪毒容易侵入膀胱，引起淋证的反复发作。因此，肾虚与膀胱湿热在淋证的发生、发展及病机转化中具有重要的意义。而本案年老并有股骨头骨折，肝肾不足，正气方虚益甚。处方以太子参、生黄芪、茯苓益气健脾；北沙参、天冬、麦冬、玄参养阴清热；萹蓄、瞿麦、白茅根、芦根清热利湿；黄柏、赤芍、丹皮清虚热，凉血兼活血，防止热邪灼伤血络；牛膝利尿兼补益肝肾；丝瓜络通尿道；生甘草解毒，调和诸药。后诊小便淋漓减轻后，注重扶正，以桑寄生、续断、淫羊藿、枸杞子、女贞子等补益肝肾。肾气强，正气足则淋证不易复发。

淋 证 2
（前列腺炎兼增生）

张某，男，29 岁。2012 年 5 月 28 日初诊。

主诉：小便涩痛近 1 周。

6 天前开始出现小便涩痛，小便色黄，无小腹痛，左侧腰部坠胀感。5 月 21 日查尿常规：WBC 5～6 个；查前列腺 B 超：前列腺炎伴增生；精子检查：弱精。半年余未避孕，其妻未受孕。

舌红，舌边尖红，苔黄白稍厚，中裂纹；脉细。

中医诊断：淋证（膀胱湿热下注之热淋）。

西医诊断：前列腺炎兼增生。

治则：清利湿热，兼疏肝。

处方：川楝子10g，延胡索10g，萆薢10g，土茯苓20g，夏枯草10g，连翘12g，玄参12g，萹蓄10g，瞿麦10g，白茅根30g，丹皮10g，车前子_包10g，路路通10g，藿香10g，佩兰6g，郁金10g，枳壳10g，生甘草10g。水煎服，日1剂。

二诊（6月4日）：前症减轻，左侧腹股沟胀痛，小便时瘙痒；舌暗红，苔薄黄；脉细弦。前方加金银花20g，加强清热解毒之功。

处方：萆薢10g，土茯苓20g，夏枯草10g，连翘12g，金银花20g，玄参12g，萹蓄10g，瞿麦10g，白茅根30g，丹皮10g，车前子10g，路路通10g，藿香10g，佩兰6g，郁金10g，延胡索10g，枳壳10g，川楝子10g，生甘草10g。水煎服，日1剂。

7剂药后，小便涩痛、痒等症均消失。

【按语】前列腺炎是多种复杂原因和诱因引起的前列腺的炎症，导致以尿道刺激症状和慢性盆腔疼痛为主要临床表现的疾病。前列腺炎的临床表现多样化，可出现会阴、耻骨上区、腹股沟区、生殖器疼痛不适；尿道症状为排尿时有烧灼感、尿急、尿频、排尿疼痛，可伴有排尿终末血尿或尿道脓性分泌物；急性感染可伴有恶寒、发热、乏力等全身症状。本病发病率临床有明显上升趋势，而且兼有年轻化之势。本案年仅29岁，临床表现为小便涩痛为主，属中医"淋证"范畴，病位在膀胱，与膀胱湿热下注、膀胱气化失常而致。故用清利膀胱湿热之药以改善尿路刺激症状，多以八正散加减，以瞿麦、萹蓄、车前子、路路通、萆薢、土茯苓、白茅根、连翘清热利尿通淋。而淋证发生与肝脏、脾胃亦有密切关系。肝主疏泄，调畅气机，若肝气郁结，气失条达，疏泄不及州都，膀胱气化失司而致淋，故而调畅气机在治疗淋证中有重要意义，用药以川楝子合延胡索、郁金合枳壳、夏枯草、连翘等清肝热，疏肝利胆。脾胃居于中焦，运化水湿，为气机升降枢纽，若中焦气虚、气滞，升降失常，则三焦痞塞，势必影响周身水液代谢和膀胱气化功能而致小便不利；其次，注重脾和湿的关系，始终体现"治湿不健脾非其治也"的思想，故用药藿香、佩兰类芳香化湿之品并运脾。组方主治湿、热之本，并兼顾肝、脾之气机，标本兼顾，故能取效。

尿 频
（慢性前列腺炎）

陈某某，男，35 岁。2012 年 3 月 5 日初诊。

主诉：尿频、尿不尽感半年。

近半年来自觉小便量多，尿频，尿不尽感，无尿急、尿痛，阴冷天尤甚，伴小腹胀满，腰酸，大便不畅，稀便，日 2 次。有一子，欲再生 1 子。曾于某医院前列腺 B 超确诊：前列腺炎。舌红，舌质暗，边有齿痕，舌苔薄；脉细弦，右偏沉。

中医诊断：尿频（脾肾不足）。

西医诊断：慢性前列腺炎。

治则：健脾益肾，疏肝利尿。

处方：生黄芪 20g，山药 30g，山萸肉 10g，桑寄生 12g，续断 10g，淫羊藿 10g，女贞子 12g，菟丝子 10g，枸杞子 20g，川楝子 6g，延胡索 10g，丹参 15g，香附 10g，路路通 10g，三七 10g，萹蓄 10g，生甘草 6g。水煎服，日 1 剂。

二诊（3 月 12 日）：尿频明显减轻，仍有尿不尽感，大便软，日 1 次。舌嫩红，舌质暗，边有齿痕，苔薄白；脉弦细。前方去香附、女贞子、萹蓄，加太子参、白术，生黄芪增至 30g，以增强健脾益气之功，并升脾阳。

处方：生黄芪 30g，山药 30g，桑寄生 12g，续断 10g，淫羊藿 10g，菟丝子 10g，枸杞子 20g，太子参 20g，川楝子 6g，延胡索 10g，丹参 15g，三七 10g，路路通 10g，山萸肉 10g，白术 10g，生甘草 6g。水煎服，日 1 剂。

三诊（3 月 19 日）：小腹胀满，大便不畅，稀便，日 2 次；尿频、尿不尽感明显减轻。舌嫩红，舌质暗，边有齿痕，苔薄白；脉弦细。前方加白花蛇舌草 15g，加强清热解毒之功。

处方：生黄芪 30g，山药 30g，桑寄生 12g，续断 10g，淫羊藿 10g，菟丝子 10g，枸杞子 20g，太子参 20g，川楝子 6g，延胡索 10g，丹参 15g，三七 10g，路路通 10g，山萸肉 10g，白术 10g，白花蛇舌草 15g，生甘草 6g。水煎服，日 1 剂。

四诊（3 月 26 日）：尿稍频，无淋漓不尽感。舌嫩红，边有齿痕，苔薄白；脉弦细。守前方，加益智 10g，以固肾健脾缩尿。

处方：生黄芪 30g，山药 30g，桑寄生 12g，续断 10g，淫羊藿 10g，菟丝子 10g，枸杞子 20g，太子参 20g，川楝子 6g，延胡索 10g，丹参 15g，三七 10g，路路通 10g，山萸肉 10g，白术 10g，白花蛇舌草 15g，益智 10g，生甘草 6g。水煎服，日 1 剂。

五诊（4 月 16 日）：无尿不尽、尿频，偶觉腰酸。痔疮病史，近日大便干结时带血。舌嫩，边齿痕；脉弦细。在前方补益脾肾、疏肝治本之基础上，加瞿麦、萹蓄、白茅根以清热通淋；加生地榆清热凉血止血，兼顾痔疮出血。

处方：桑寄生 10g，续断 10g，菟丝子 10g，枸杞子 20g，茯苓 12g，山药 20g，萹蓄 10g，瞿麦 10g，白茅根 15g，川楝子 10g，延胡索 10g，丹参 15g，路路通 10g，生地榆 10g，生甘草 6g。水煎服，日 1 剂。

六诊（5 月 14 日）：基本无异常，腰部偶困乏。舌嫩红，边齿痕，苔薄黄；脉弦细。前方去瞿麦，加枳壳 10g、生黄芪 15g。

处方：桑寄生 10g，续断 10g，菟丝子 10g，枸杞子 20g，茯苓 12g，山药 20g，萹蓄 10g，枳壳 10g，白茅根 15g，川楝子 10g，延胡索 10g，丹参 15g，路路通 10g，生地榆 10g，生黄芪 15g，生甘草 6g。水煎服，日 1 剂。

七诊（6 月 18 日）：近 1 月小便无异常，诸症皆消。舌嫩红，边稍有齿痕；脉弦细。前方加减，继服 14 剂以巩固治疗。

处方：桑寄生 10g，续断 10g，菟丝子 10g，枸杞子 20g，茯苓 12g，炒山药 30g，淫羊藿 10g，枳壳 10g，白茅根 15g，川楝子 10g，延胡索 10g，丹参 15g，路路通 10g，生地榆 10g，炙黄芪 15g，三七 10g，玄参 12g，生甘草 6g。水煎服，日 1 剂。

【按语】慢性前列腺炎是男性生殖系统常见的疾病，属于中医"淋浊"、"白淫"、"漏精"、"腰痛"等范畴，其病情顽固，病程较长，症状复杂，并发症多，易反复发作。临床表现有多种多样，主要为尿频、尿痛和尿不尽感，便后或排尿后有白色分泌物自尿道排出。中医认为该病属于虚实夹杂，实者是由于"下焦湿热"、"气化失调"所引起；而本虚多与脾肾不足有关。本案仅仅表现尿频，究其原因，在于肾气不固，兼脾气不升，故重在补益肾气、温肾壮阳兼滋肾益阴为治，药取桑寄生、续断、淫羊藿、山萸肉、菟丝子、女贞子、枸杞子等；并兼以健脾升脾类，药取生黄芪、山药、太子参、白术。本病慢性病程，患者精神压力较大，肝气郁结，郁久化火，影响膀胱气化，故疏肝、清肝药如香附、川楝子、延胡索等药物的应用亦贯穿始终。病久入络，气滞血瘀，药用丹参合三七活血止痛。本病为慢性炎症，其标属"湿热"，清利湿热法治之，用药萹蓄、瞿麦、路路通、白茅根等。组方用药注意补泄兼顾，气血并调，始终针对脾、肾、肝三脏而取良效。

总之，对于慢性前列腺炎，西医尚无有效治疗方法，而应用中药治疗常获较好疗效。但药物治疗的同时需告诫患者做到生活起居有常，适当锻炼身体，包括气功、太极拳，以增强体质，消除思想顾虑，防止过劳或久坐湿地，避免饮酒与咖啡，尤其要戒烟，并节制房事。

血 淋
（尿路感染）

方某某，女，32 岁。2010 年 5 月 12 日初诊。

主诉：小便淋漓涩痛，伴尿血 1 周。

1 周前开始小便带血，伴尿急，尿频，尿痛，小便淋漓不尽，伴灼热感。西医院诊为泌尿系感染，服抗生素治疗后疼痛缓解，仍尿中带血。反复泌尿系感染病史 5 年。舌尖红，苔薄白；脉细弦。

中医诊断：血淋（湿热下注，灼伤血络）。

西医诊断：泌尿系感染。

治则：清利湿热，凉血止血。

处方：生地黄 15g，玄参 12g，连翘 12g，小蓟 10g，白茅根 30g，竹叶 6g，丹皮 10g，山药 20g，丹参 15g，藿香 10g，佩兰 6g，姜半夏 10g，芦根 10g，丝瓜络 6g，萹蓄 10g，金银花 15g，生甘草 6g。水煎服，日 1 剂。

二诊（5 月 19 日）：药后无尿频、尿痛及尿灼热，无肉眼血尿，自觉小便欠畅快。时有腹痛，大便偏干。舌尖红，苔薄白；脉细弦。前方取效，守方加熟大黄 10g，以通腑导热下行。

处方：生地黄 15g，玄参 12g，连翘 12g，小蓟 10g，白茅根 30g，竹叶 6g，丹皮 10g，山药 20g，丹参 15g，藿香 10g，佩兰 6g，姜半夏 10g，芦根 10g，丝瓜络 6g，萹蓄 10g，金银花 15g，熟大黄 10g，生甘草 6g。水煎服，日 1 剂。

【按语】血淋系"五淋"之一，《诸病源候论·淋病诸候》曰："血淋者，是热淋之甚者，则尿血，谓之血淋"。血淋病位主要在膀胱和肾，且与肝脾亦有关。其主要发病机理为湿热蕴结下焦，导致膀胱气化不利。病久则可由实转虚，而见虚实夹杂证。血淋多因阴部不洁，秽浊之邪侵入膀胱，酿成湿热，湿热下注，热伤血络者属实；脾肾两虚，肾阴不足，虚火灼络，血不循经，扰动阴血者属虚。本案属于急性发作，膀胱湿热为盛，清利湿热以治之，用生地黄、玄参凉血止血，养阴清热；合凉血止血，兼以利尿之小蓟、白茅根、芦根；善利尿通淋、通经以治血淋之萹蓄；连翘合淡竹叶清心利小肠；金银花、连翘、生甘草以清热解毒；藿香、佩兰、半夏辛开苦降，运脾并芳香化湿；山药补益脾肾之气阴；丹参、丹皮清热凉血，活血通络，使以丝瓜络加强通络之功，甘草调和诸药。诸药并用，止血之中寓以化瘀，清利之中寓以养阴，正对病症，取效佳。

膏 淋

安某某，男，39 岁。2010 年 9 月 18 日初诊。

主诉：晨起尿浑浊色白如米泔 1 周。

1 周前开始每晨起排尿浑浊色白，如米泔水，尿不尽感，无涩痛，其他时间排尿无异常，阴囊时有潮湿感，口干、口中有异味，晨起咽干不适，腰膝酸软，大便日 1～2 次，质软，近半年脱发甚。舌尖红，舌体偏瘦，舌苔白腻；脉细弦稍沉。

中医诊断：膏淋（脾肾虚，湿热盛）。

治则：健脾补肾，清利湿热。

处方：桑寄生 10g，续断 10g，菟丝子 10g，枸杞子 20g，萆薢 12g，川楝子 10g，延胡索 10g，姜半夏 10g，藿香 10g，石菖蒲 10g，制首乌 10g，丹皮 10g，丹参 15g，苏梗 10g，鸡血藤 15g，三七 10g，生甘草 6g。水煎服，日 1 剂。

7 剂药后，排尿正常，病情稳定而停药。

【按语】膏淋是淋证一种，因湿热蕴久，阻滞经脉，脂液不循常道，小便浑浊不清而致，或肾虚下元不固，不能摄纳精微脂液，亦为膏淋。膏淋之病位在肾及膀胱，亦与肝、脾之调畅气机有关。本案综合脉证，证属虚实夹杂，实者湿热下注；虚者肝肾不足。故用药桑寄生、续断、菟丝子、枸杞子、制首乌以补益肝肾，肝肾足则利于膀胱气化恢复正常；萆薢利湿通淋，分清别浊，为治疗本证的特异性药物，合石菖蒲利湿去浊；川楝子合延胡索疏肝理气活血；姜半夏合藿香燥湿运脾，合苏梗辛开苦降，调畅气机；膏淋所渗漏之精微，为血液组成，提示病涉邪热入血，故以丹皮、丹参、三七活血养血凉血；鸡血藤养血活血，兼通络止腰痛；使以甘草，调和诸药。诸药相合，补益肝肾、疏肝运脾、清利湿热等诸法并用，药效明显。

遗　精

姜某，男，25 岁。2011 年 7 月 30 日初诊。

主诉：遗精 2 年，伴口疮反复发作。

近 2 年来，常于非性交时发生精液外泄，每周 2 次以上，伴精神萎靡，失眠多梦，腰酸，口疮反复发作，大便干，每周 2～3 次；小便正常。舌红，苔少，薄白微黄；脉细弦。

中医诊断：遗精（肝肾阴虚，心火上炎，心肾不交，下扰精室）。

治则：补肾滋阴降火。

处方：知柏地黄丸加减。北沙参 15g，麦冬 10g，五味子 6g，丹参 15g，生地黄 15g，知母 6g，黄柏 6g，连翘 15g，熟地黄 15g，丹皮 10g，山药 30g，川牛膝 10g，白茅根 30g，地骨皮 10g，石斛 10g，玄参 10g，丝瓜络 6g，生甘草 6g。水煎服，日 1 剂。

二诊（8 月 6 日）：病情基本同前。本周遗精 1 次，遗精后腰酸甚，大便 1～2 日一行，排便不畅，眠差多梦，口内新发口疮 1 处。舌嫩红，苔少薄黄；脉弦细。在原方的基础上加减继服，增强滋补肝肾之功。

处方：①生地黄 20g，熟地黄 20g，山药 30g，黄柏 6g，知母 6g，丹皮 10g，山萸肉 10g，玄参 12g，天冬 10g，麦冬 10g，川牛膝 10g，合欢皮 15g，首乌藤 20g，北沙参 20g，赤芍 10g，泽泻 10g，郁金 10g，荷叶 10g，生甘草 6g。水煎服，日 1 剂。②中成药：知柏地黄丸午服 1 丸。

三诊（8 月 13 日）：遗精 1 周 1 次，遗精后腰酸明显减轻，阴囊潮湿，大便 2 日一次，多梦。舌红，苔薄黄；脉弦细。药已中的，原方去玄参，加生薏米渗利湿热，兼以健脾。

处方：生地黄 20g，熟地黄 20g，山萸肉 10g，黄柏 6g，知母 6g，丹皮 10g，泽泻 10g，天冬 10g，麦冬 10g，合欢皮 15g，首乌藤 20g，川牛膝 10g，山药 30g，生薏米 30g，荷叶 10g，北沙参 15g，赤芍 10g，郁金 10g，生甘草 6g。水煎服，日 1 剂。

四诊（8 月 20 日）：遗精明显减轻，阴囊潮湿；口疮基本愈合，大便正常。舌嫩红；脉弦沉取无力。原方加减，去荷叶、山萸黄、合欢皮、首乌藤、北沙参，黄柏增至 10g，加强泄相火之功，加苍术 6g 以燥湿；玄参 12g 以增强滋肾阴，清热解毒之功；加白茅根 30g 以清热泻火、生津利尿；加枳壳 10g，配郁金以调和气血；石菖蒲合远志以加强交通心肾而安神之功。

处方：生地黄 20g，熟地黄 20g，山药 30g，生薏米 30g，知母 6g，苍术 6g，玄参 12g，天冬 10g，麦冬 10g，黄柏 10g，白茅根 30g，川牛膝 10g，郁金 10g，枳壳 10g，石菖蒲 10g，远志 10g，赤芍 10g，丹皮 10g，泽泻 10g，生甘草 6g。水煎服，日 1 剂。

五诊（9月3日）：2 周内遗精 1 次，阴囊潮湿感减轻，口疮愈。舌嫩红；脉弦细。继续补肾健脾以治本，兼顾疏肝理气以复精室之疏泄。泻肾火之力已效，去知母；加川楝子配延胡索以疏肝清热；地肤子配滑石清热利湿；菟丝子补肾养肝益精，健脾，合乌药温肾固涩；青陈皮疏肝脾之气机。

处方：生薏米 30g，黄柏 6g，苍术 6g，川楝子 10g，延胡索 10g，山药 30g，生地黄 15g，熟地黄 15g，泽泻 10g，地肤子 10g，石菖蒲 10g，丹参 15g，丹皮 10g，青皮 6g，陈皮 6g，菟丝子 10g，乌药 10g，滑石 10g，生甘草 6g。水煎服，日 1 剂。

六诊（9月10日）：唇红，遗精减轻，本周 1 次。舌红；脉弦。原方去石菖蒲、丹参。

处方：川楝子 10g，延胡索 10g，山药 30g，黄柏 6g，苍术 6g，生薏米 30g，丹皮 10g，生地黄 15g，熟地黄 15g，泽泻 10g，菟丝子 10g，乌药 10g，滑石 10g，地肤子 10g，青皮 10g，陈皮 10g，生甘草 6g。水煎服，日 1 剂。

七诊（9月17日）：前药后无遗精，阴囊潮湿感减轻，口疮本周内有一新发，未愈；眠差，多梦，大便干，2～3 日一次。舌红；脉弦细。方药重在治疗口疮，以金银花、连翘、蒲公英、白花蛇舌草、桑白皮、黄芩清肺胃肝热；生地黄、玄参、北沙参、丹皮、石斛养阴清热；芦根、白茅根清肺胃热；滑石、泽泻清热利湿；甘草调和诸药。

处方：金银花 20g，连翘 12g，蒲公英 10g，玄参 12g，生地黄 20g，北沙参 15g，芦根 10g，白茅根 20g，丹皮 10g，泽泻 10g，滑石 12g，桑白皮 12g，黄芩 10g，石斛 10g，白花蛇舌草 15g，生甘草 6g。水煎服，日 1 剂。

药后口疮愈，无遗精，病情稳定而停药。

【按语】遗精为男科疾病，其发病近年有增多之势，中医药治疗有较好的疗效。遗精的病因有先天禀赋不足，也有后天恣情纵欲、劳心过度、妄想不遂、湿热下注等，但究其病机不外乎或为肾虚封藏不固，或为精室受扰。尤其随着人们生活条件的改善，恣食膏粱厚味，以酒为浆，以妄为常，生活无规律，易耗伤肝肾之阴，兼之杂念妄想不遂，或劳心过度，心火亢盛，心阴暗耗，心火不能下交于肾，肾水不能上济于心，水亏火旺，心肾不交，扰动精室而致遗泄。

本患述其自初中一年级始迷恋网络色情视频而致病，辨证属阴虚内热，虚火（相火）扰动精室者。李老治以知柏地黄丸之主药（知母、黄柏泄相火，生熟地并用合丹皮重在滋补肝肾之阴，并泻肾浊；山药补脾肾兼固涩）以滋阴泻火；配生脉散以北沙参易人参，重在养阴清心安神，合丹参清心热安神；配玄参、地骨皮、石斛养阴生津，清退虚热；白茅根、连翘善清热泻火；丝瓜络、川牛膝为引，活血通脉，引药下行；使以甘草，调和诸药。二诊在原方的基础上加强滋养肝肾之阴，清心安神之功。原方去白茅根、连翘、地骨皮、丹参、丝瓜络、五味子、石斛；生熟地黄加至 20g，增加山萸肉 10g、泽泻 10g；玄参改为12g，天麦冬共用；增加首乌藤伍合欢皮加强解郁养心安神之功；加郁金、赤芍以疏肝理血，复肝之正常疏泄；加荷叶配牛膝，一善升清，一善下行，易复精液之正常。后诊亦皆随证加减。药证相合，疗效显著。

第六章　气血津液及经络病证

汗　证

（植物神经功能紊乱）

高某，男，32 岁。2011 年 11 月 26 日初诊。

主诉：眠中多汗 1 年。

自述近 1 年来，睡前即觉身燥热，汗出，且睡中汗出湿衣；1 年来常晨起喷嚏，怕冷，易疲倦，活动后尤甚；大便正常，纳可，睡眠不实。舌暗红；苔薄黄；脉弦细。

中医诊断：自汗、盗汗（心脾不足，阴虚内热）。

西医诊断：植物神经功能紊乱。

治则：益气养阴止汗。

处方：生地黄 15g，熟地黄 15g，旱莲草 10g，女贞子 10g，黄精 12g，北沙参 15g，麦冬 10g，党参 10g，茯苓 10g，合欢皮 12g，首乌藤 15g，桑螵蛸 10g，山萸肉 10g，桑白皮 10g，黄芩 10g，连翘 10g，生牡蛎先 30g，浮小麦 30g，炙甘草 6g。水煎服，日 1 剂。

12 月 3 日陪其妻就医时告知，7 剂药后汗出之证即愈。

【按语】汗是人体五液之一，是由阳气蒸化津液而来。正如《素问·阴阳别论》所说："阳加于阴，谓之汗"。心主血，汗为心之液，阳为卫气，阴为营血，阴阳平衡，营卫调和，则津液内敛。反之，若阴阳脏腑气血失调，营卫不和，卫阳不固，腠理开阖不利，则汗液外泄。此患者辨证属于气阴两虚，气虚不能敛阴，阴虚易生内热，迫津外泄，故自汗、盗汗；而汗出过多易耗伤正气，正气不足，卫外不固，出现神疲乏力、喷嚏等。汗为心液，汗出则心血暗耗，血虚则心神不宁，故睡眠不佳；舌质暗，舌苔薄黄，脉弦细，为气血不和，阴虚内热之象。治疗重在养阴益气，兼固涩止汗。

患者病程较久，一身之阴液均有不足之象，但重在肝肾，故以生熟地黄、山茱萸滋补肝肾之阴；北沙参、麦冬以滋养肺胃之阴，麦冬兼养心安神，黄精养阴益气，作用于肺脾肾三脏。现代研究证实，补阴药对植物神经功能紊乱有良好的调节作用。配伍党参、茯苓益气健脾，并兼以养心安神；合欢皮合首乌藤为养心安神之常用药对，重在调整睡眠不实。李老认为汗出总由内热蒸腾津液而致，治以桑白皮、黄芩、连翘善清肺胃热。辅以治标之品，以浮小麦（兼养心阴）、生牡蛎（重以清降为主）、桑螵蛸及山茱萸等固涩之品，以增强止汗的功能。诸药相合，气阴并调，标本兼治，仅用药 7 剂，1 年之汗证告瘥。

产后自汗

武某某，女，33 岁。2012 年 9 月 22 日初诊。

主诉：自汗 2 周余。

一个月前剖腹产 1 子，生产 1 周后患急性乳腺炎，抗生素输液治疗 3 日后痊愈，但一直遗留乳房胀痛隐隐至今；生产 2 周后开始自觉自汗多，倦怠乏力，恶风，肩背酸痛，饮食不馨；大便日 1 次，排便不畅。舌红，质暗，苔白微黄厚腻；脉细弦，沉取欠有力。

中医诊断：产后自汗（肺脾气虚，湿热内蕴）。

治法：益气健脾，清热化湿。

处方：桑白皮 10g，黄芩 6g，姜半夏 6g，连翘 10g，藿香

10g，佩兰 6g，浙贝母 10g，川贝母 6g，太子参 15g，陈皮 10g，路路通 10g，丝瓜络 6g，生甘草 6g。水煎服，日 1 剂。

随访：用药 1 周后，诸症明显好转，病情稳定而停药。

【按语】历代医家认为自汗多属气虚，治以补虚。李老临证发现，湿热之邪亦是产生自汗的一个常见原因，若湿邪侵犯肌表致使营卫不和，腠理稀疏可自汗出，或因脾胃不能正常运化，湿邪阻碍气机，不能升清降浊致水液输布失常而致自汗出。湿阻而致的自汗病位多在中焦脾胃，病机是湿邪阻滞中焦，脾胃受邪，升降失常，运化障碍。脾为湿土，其性喜燥恶湿，而湿属于阴邪，其性黏腻重浊，湿邪阻滞中焦脾胃，则脾被湿所困，脾胃不能升清降浊，脾胃运化失职，水津亦不能转输。脾主肌肉，湿困肌肤则见头身困重。湿邪黏腻较难迅速去除，阻遏气机，而出现在汗出较多的同时，可见头重身困，倦怠乏力，纳呆，胸脘痞闷等证。

本例患者病起于产后，本为正气不足，气血亏虚，中焦脾胃运化失常，湿浊内生；而又感染热毒发为乳痈，虽经治疗，但余热未尽，蕴结入里，湿热互结。故其证属虚实夹杂，虚者以肺脾气虚为主，卫表不固；实者为湿热内蕴。治疗清热祛湿，运脾止汗。用药以藿香、佩兰为主芳香化湿，配合使用陈皮、半夏等燥湿健脾；桑白皮、黄芩、连翘清热解毒，兼治痈肿；川浙贝清热化痰湿、消痈肿。以陈皮、太子参、甘草等健脾，恢复脾之运化水湿之功能，以达到化湿之目的。如湿浊内阻、中气不运引起的脘腹痞闷可藿香与厚朴同用以增强芳化湿浊之功；而湿阻中焦、脾胃气滞所致的不思饮食可与厚朴、陈皮、砂仁等。本案之自汗之证，起于乳痈治疗未彻底之后，热毒未尽阻滞乳络，以路路通、丝瓜络通络，合连翘、黄芩等可使热毒、湿毒祛除。组方虽未用具有收涩止汗类药物，但通过运脾即是恢复被困之脾胃功能，祛湿即是祛除困阻脾胃之因，治疗湿阻相关自汗，方药清轻灵动，可使中焦运化功能正常，升降适度，脾气来复，营卫和，卫气充足，司开合正常，故自汗自止。

消　渴

（糖尿病）

刘某某，男，53 岁。2011 年 12 月 17 日初诊。

主诉：口渴，多饮，多尿，伴疲乏 3 年余。

3 年前确诊糖尿病，口服拜糖平血糖控制不理想。现症见口渴，多饮，多尿，疲乏倦怠，双目干涩，形体消瘦，大便正常。今日查甘油三酯 3mmol/L；空腹血糖 15.52mmol/L（正常值 < 6.11mmol/L），尿酸 705μmol/L，尿蛋白 200mg/L（<30mg/L），尿糖+++，酮体±。舌红，苔薄黄；脉细，沉取弦。

中医诊断：消渴（气阴两虚，痰瘀互结）。

西医诊断：糖尿病。

治则：益气养阴，清热活血。

处方：生黄芪 15g，桑白皮 10g，玄参 12g，生地黄 15g，百合 12g，生石膏_先30g，白茅根 20g，芦根 10g，丹皮 10g，连翘 12g，丹参 15g，三七 6g，黄精 10g，山药 30g，丝瓜络 6g，陈皮 6g，生甘草 6g。水煎服，日 1 剂。

二诊（12 月 24 日）：口渴甚，大便干燥，1～2 日一次，恶燥热。舌暗红，苔薄黄，有裂纹；脉弦细。前方去生黄芪、连翘、黄精、三七、陈皮，加黄芩、知母清上中二焦之热；熟地黄、玉竹、北沙参以增强养阴清热之功，熟大黄通腑泄热，荷叶升清降浊。

处方：桑白皮 12g，黄芩 10g，玄参 12g，生地黄 15g，熟地黄 15g，玉竹 10g，白茅根 20g，芦根 10g，百合 12g，知母 6g，丹皮 10g，丹参 15g，生石膏_先30g，北沙参 12g，熟大黄 10g，丝

瓜络 6g，山药 30g，荷叶 6g，生甘草 6g。水煎服，日 1 剂。

三诊（12 月 31 日）：乏力、口渴多饮减轻，大便日 1 次，偏干，排便不畅。舌暗红，苔薄而干；脉细沉弦。守前方，去丝瓜络，加陈皮、天花粉，生熟地由 15g 增至 20g，白茅根由 20g 增至 30g，增强养阴清热之功。

处方：桑白皮 12g，黄芩 10g，玄参 12g，生地黄 20g，熟地黄 20g，玉竹 10g，白茅根 30g，芦根 10g，百合 12g，知母 6g，丹皮 10g，丹参 15g，生石膏先30g，北沙参 12g，熟大黄 10g，天花粉 12g，山药 30g，陈皮 6g，荷叶 6g，生甘草 6g。水煎服，日 1 剂。

四诊（2012 年 1 月 14 日）：口渴减轻，恶燥热，大便偏干。舌红，舌质偏暗，苔中前裂纹，苔薄微黄；脉细弦。守前方，去百合、荷叶、陈皮、北沙参，加山萸肉、女贞子、黄精、连翘、生晒粒首乌，滋补肝肾之阴，兼清热。

处方：山药 30g，山萸肉 10g，生地黄 20g，熟地黄 20g，黄精 12g，桑白皮 12g，黄芩 10g，女贞子 10g，玉竹 10g，生石膏先30g，知母 6g，玄参 12g，天花粉 12g，白茅根 30g，芦根 10g，丹皮 10g，连翘 12g，丹参 15g，生晒粒首乌 9g，熟大黄 10g，生甘草 6g。水煎服，日 1 剂。

复诊：前方加减治疗 1 月余，复查空腹血糖（6.21mmol/L）基本降至正常。

【按语】李老认为糖尿病患者虽以阴虚内热为主，但病久耗气，气阴两虚为其基本病机，治疗重视益气养阴。糖尿病是以糖尿病的血管病变、血液循环障碍，特别是微循环障碍及血液流变性的改变为血瘀的病理依据，又以糖尿病人的临床表现为临床依据。中医认为久病入络，故活血化瘀法亦是糖尿病治疗的基本大法之一。糖尿病病人的正虚是本，血瘀是标，用益气滋阴配合活血化瘀法标本同治，临证有确切疗效。

益气养阴活血法溯源于名医祝谌予之降糖方（降糖方组成：生黄芪 30g，生地黄 30g，玄参 30g，苍术 15g，葛根 15g，丹参 30g）。降糖方为治气阴两虚型糖尿病的有效基本方剂。患者表现为多饮、多食、多尿，乏力，消瘦，抵抗力弱，易患外感，舌淡暗、脉沉细等症状。降糖方的六味药通过药理研究证明均为降糖之良药。生黄芪配生地黄降尿糖，是取生黄芪的补中、益气、升阳、紧腠理与生地黄滋阴、固肾精的作用，防止饮食精微的漏泄，使尿糖转为阴性。苍术配玄参亦降血糖。许多人认为治糖尿病不宜用辛燥的苍术，而施今墨先生云：用苍术治糖尿病以其有"敛脾精"的作用，苍术虽燥，但伍玄参之润，可制其短而厚其长。上述两个对药，黄芪益气，生地黄滋阴；黄芪、苍术补脾健脾，生地黄、玄参滋阴养肾，从先后二天扶正培本，降血糖、尿糖确有卓效。古代有关消渴病或糖尿病诸文献中，少有活血化瘀法治疗糖尿病的报道。但在临床中遇到糖尿病合并血管病变者不少。通过血液流变学研究，糖尿病患者血液黏稠度多有增高。气阴两虚型糖尿病者常见舌质暗，舌上有瘀点或瘀斑，舌下静脉怒张等血瘀征象。故而加用葛根、丹参两味药通活血脉。

李老临证治疗糖尿病时，常用益气养阴活血为基本治法，多选用上述降糖方之黄芪、生地黄、玄参、丹参，并认为开始用药剂量不宜过大，宜缓量渐增，上述药物初始剂量一般在 10～20g 之间。并以生黄芪合山药益气健脾；生地黄合玄参，亦常伍百合、玉竹、黄精等滋养脾胃之阴；活血之法常用三七合丹参、丝瓜络兼养血通络。糖尿病患者常伴内热之象，临证注意"清"法应用，本例患者口渴多饮兼燥热之象，是以上中二焦内热为主，故酌选桑白皮、黄芩、生石膏、知母、天花粉、芦根等药物以清热泻火、生津止渴。

尿 血

张某某，男，30岁。2012年7月30日初诊。

主诉：尿中带血反复发作5年余，近1个月加重。

5年来每次体检查尿常规均示：隐血，+～++不等，于西医院检查排除泌尿系统病变及血液病等，虽多次服西药及中成药治疗而尿中隐血一直未消除，因无其他异常感觉，故而放弃治疗。近1个月小便色黄赤，查尿常规：隐血（+++），排尿时有灼热感，无淋漓涩痛，西医处以抗生素治疗无效。伴心烦，多梦，纳可，大便正常。舌暗红，边有齿痕，苔薄黄腻；脉细弦。

中医诊断：尿血（膀胱湿热，灼伤血络）。

治法：清利湿热，凉血止血。

处方：萹蓄10g，瞿麦10g，生地黄20g，丹皮10g，白茅根30g，玄参12g，三七10g，赤芍10g，芦根10g，丹参15g，车前子_包12g，蒲公英15g，金银花20g，藿香10g，佩兰6g，路路通10g，泽泻10g，羚羊粉_{早冲}0.3g，琥珀粉_{晚冲}0.6g，生甘草6g。水煎服，日1剂。

二诊（8月6日）：药后尿热、尿黄赤均明显减轻，着凉后腰部酸痛明显。8月5日复查尿常规：尿微量蛋白36mg/L，隐血（+）。舌嫩红，边有齿痕，苔薄白；脉细弦。膀胱湿热减轻，组方标本兼治，加强培补脾肾之功。

处方：桑寄生12g，续断10g，山药30g，山萸肉10g，茯苓12g，白术10g，阿胶珠10g，女贞子10g，旱莲草10g，三七10g，黄柏6g，牛膝10g，赤芍10g，丹皮10g，金银花20g，路路通10g，白茅根30g，羚羊粉_{早冲}0.3g，琥珀粉_{晚冲}0.6g，生甘草6g。水煎服，日1剂。

三诊（8月13日）：小便色清，无淋漓涩痛，无排尿灼热感。舌淡红，边有齿痕；脉细弦。前方加车前子10g。

处方：桑寄生12g，续断10g，山药30g，山萸肉10g，茯苓12g，白术10g，阿胶珠10g，女贞子10g，旱莲草10g，三七10g，黄柏6g，牛膝10g，赤芍10g，丹皮10g，金银花20g，路路通10g，白茅根30g，羚羊粉_{早冲}0.3g，琥珀粉_{晚冲}0.6g，车前子_包10g，生甘草6g。水煎服，日1剂。

四诊（8月20日）：小便无异常，昨日复查尿RT：隐血（-）。舌淡红，边齿痕，苔薄白；脉细弦。前方去路路通10g，继服14剂，巩固疗效。

处方：桑寄生12g，续断10g，山药30g，山萸肉10g，茯苓12g，白术10g，阿胶珠10g，女贞子10g，旱莲草10g，三七10g，黄柏6g，牛膝10g，赤芍10g，丹皮10g，金银花20g，白茅根30g，羚羊粉_{早冲}0.3g，琥珀粉_{晚冲}0.6g，车前子_包10g，生甘草6g。水煎服，日1剂。

【按语】尿血属于血证之一种，早期膀胱实热累及于肾是发生尿血的病理基础，而脾肾气虚是尿血久治不愈的根本。尿血日久，离经之血必有瘀滞，故血瘀在久病尿血中具有重要意义。李老认为对尿血的病因病机主要有热、湿、瘀、虚，病久者多虚实兼杂，本虚标实。基于"急则治其标，缓则治其本或标本兼顾"的治疗原则，急证者以清热利湿、凉血止血为治疗尿血之大法，非清无以止血；缓者多对证，或以滋阴降火、养血止血；或补脾固肾、益气摄血疗之。由于引起尿血的疾病达百余种，李老强调在尿血的诊断和治疗过程中，于辨证论治的同时，应与西医学的辨病相结合，以提高疗效。而本案尿血症状加重，因西医学诊断不明而无法进行治疗，故求治于中医。初诊以治标为主，以萹蓄合瞿麦、泽泻、车前子、路路通清利膀胱湿热；茅芦根、生地黄、玄参、赤芍、丹皮清热凉血止血，兼养阴活血；蒲公英、金银花、生甘草以清热解毒。尿血之证，总与湿热有关，而治湿之法，李老重视芳化，以藿香、佩兰化湿运脾，脾运则湿无产生之源。晨服羚羊粉清肝热，加强清热解毒之功；晚服琥珀粉安神，并可化瘀通淋。李老认为出现尿血则必有瘀滞，因此活血之品必用，多用三七合丹参随证加用。李老临床用药经验体会，下列几种药物既有止血作用，又可利小便，是治疗尿血的要药：白茅根、小蓟、琥珀、三七。用药7剂后，患者尿血症状明显改善，治疗法则亦随之动态改变，以标本兼治为主。前方分利之药酌减，酌选赤芍、丹皮、金银花、路路通、白茅根、羚羊粉、琥珀粉、生甘草、三七等药以外，更从脾肾着手以扶正固本，用药桑寄生、续断、山药、山茱萸、茯苓、白术健脾补肾；阿胶珠、二至丸养血滋阴，凉血止血；黄柏清热燥湿，善治下焦湿热；牛膝补益肝肾，兼以通淋。前后共调治1个月，多年之尿中隐血之痼疾痊愈，足以证明中药之疗效。

便　血

（溃疡性结肠炎）

刘某某，男，49岁。2010年10月22日初诊。

主诉：大便带血1月余。

2010年3月因大便出血在山西医科大学附属医院住院，诊为溃疡性结肠炎，经治疗大便恢复正常而出院。近1月来因饮酒又致大便下血，血色鲜红，时有左下腹肠鸣，伴疲乏无力，活动后益甚，面色萎黄，眠差，纳少，时有咳嗽，大便日1～2次。查肠镜示：结肠息肉；溃疡性结肠炎（结肠肛门20cm以下乙状结肠及直肠散在表浅溃疡）；尿潜血（＋）。舌胖大，有齿痕，舌质偏暗，苔薄白；脉沉细。

中医诊断：便血（脾气不足，湿热下注）。

西医诊断：溃疡性结肠炎。

治则：清热凉血，补脾摄血。

处方：蒲公英 12g，连翘 12g，金银花 15g，生黄芪 30g，茯苓 12g，熟大黄 6g，木香 6g，黄连 6g，厚朴 10g，枳壳 10g，生地榆 10g，延胡索 10g，丹皮 10g，苏梗 10g，陈皮 10g，藿香 10g，太子参 20g，丹参 15g，生甘草 10g。水煎服，日 1 剂。

二诊（11 月 19 日）：前方服 20 余剂，现大便日 1 次，条状，排便畅，无便血及黏液。舌暗红，边有齿痕，苔薄白微黄；脉沉细。前方去金银花、熟大黄、苏梗、丹参，加山药、豆蔻以健脾运脾。

处方：生黄芪 30g，太子参 20g，茯苓 12g，炒山药 20g，蒲公英 12g，连翘 12g，黄连 6g，木香 6g，厚朴 10g，枳壳 10g，生地榆 10g，丹皮 10g，延胡索 10g，藿香 10g，豆蔻 6g，陈皮 10g，生甘草 10g。水煎服，日 1 剂。

三诊（12 月 10 日）：诉近 2 日大便时少带脓血，血色暗红，大便日 2 次，条状，无明显腹痛，纳食可。舌嫩暗，舌体胖，苔薄白微黄；脉弦细，沉取无力。前方去藿香，山药增至 30g，加白茅根、仙鹤草、三七，加强凉血止血之功。

处方：生黄芪 30g，太子参 20g，茯苓 12g，炒山药 30g，蒲公英 12g，连翘 12g，黄连 6g，木香 6g，白茅根 20g，枳壳 10g，生地榆 10g，丹皮 10g，厚朴 10g，仙鹤草 15g，延胡索 10g，豆蔻 6g，陈皮 10g，三七 10g，生甘草 10g。水煎服，日 1 剂。

四诊（12 月 24 日）：精神振，疲乏明显减轻，大便日 1 次，成形，无脓血，无腹痛里急后重。舌淡红，边有齿痕，胖大，苔薄；脉弦细。前方去山药、白茅根，加白术、防风、阿胶珠，太子参增至 30g。

处方：生黄芪 30g，太子参 30g，白术 10g，防风 10g，茯苓 12g，阿胶珠 10g，蒲公英 12g，连翘 12g，黄连 6g，木香 6g，丹皮 10g，生地榆 10g，厚朴 10g，枳壳 10g，仙鹤草 15g，延胡索 10g，豆蔻 6g，陈皮 10g，三七 10g，生甘草 10g。水煎服，日 1 剂。

随访：前方加减服用 1 月余，病情稳定，随访 1 年，便血未再发作。

【按语】溃疡性结肠炎（ulcerative colitis, UC）是消化内科的常见疑难病，是一种主要累及直肠、结肠黏膜和黏膜下层的慢性非特异性炎症，临床主要表现为腹痛、腹泻、黏液脓血便等。中医学认为本病多因外感时邪、饮食不节（洁）、情志内伤及素体脾肾不足所致，基本病理因素有气滞、湿热、血瘀、痰浊等。本病病位在大肠，涉及脾、肝、肾、肺诸脏。湿热蕴肠，气滞络瘀为基本病机，脾虚失健为主要发病基础，饮食不调常是主要发病诱因。本病多为本虚标实之证，活动期以标实为主，主要为湿热蕴肠，气血不调；缓解期属本虚标实，主要为正虚邪恋，运化失健。本案之溃疡性结肠炎，临床以大便带血或带脓血为主，主要原因在于脾虚不健，加之大肠湿热，损伤脂膜血络。初诊用药以生黄芪、茯苓、太子参、陈皮、甘草健脾益气，扶正固本；蒲公英、连翘、金银花清热解毒，以愈肠中溃疡；肠腑以通为用，以熟大黄、厚朴、枳壳通腑和胃，木香合黄连清燥肠中湿热兼行气止痛；生地榆清大肠血热，丹皮清热凉血，延胡索活血行气，丹参凉血活血，止血而不留瘀；藿香、苏梗、陈皮化湿运脾，理气和中，大肠湿热必然导致中焦气滞，中焦气机调畅则有利于肠中湿热消散。初诊标本兼顾，以治标为主，后诊加强扶正之功，以白术、山药、阿胶珠之类益气健脾兼以养血，标本兼治，方可取效。

血　痹

李某某，女，46 岁。2011 年 9 月 24 日初诊。

主诉：指端麻木、膝盖发凉 8 年。

育有 2 子，生产第二子坐月子期间受凉后出现手指端麻木感，膝盖发凉（左侧甚），巅顶冷痛，并逐渐加重，中西医治疗无明显改善。平素易感冒，月经正常，无黄白带，大便 2～3 日一行，偏干。舌嫩淡红，偏黯，苔白；脉沉细。

中医诊断：血痹（气血亏虚；脉络瘀阻，兼肾虚）。

治则：补肾健脾，养血活络。

处方：黄芪桂枝五物汤加减。生黄芪 30g，桂枝 10g，鸡血藤 15g，丹参 15g，三七 10g，香附 10g，当归 10g，白芍 12g，川芎 10g，延胡索 10g，桑寄生 12g，续断 10g，豆蔻 6g，厚朴 10g，枳壳 10g，羌活 6g，独活 6g，白芷 10g，丝瓜络 6g，炙甘草 6g。水煎服，日 1 剂。

二诊（10 月 8 日）：双腿麻木减轻，双膝发凉，头部恶风，大便 2～3 日一行，质软；双手十指端麻木感减轻。LMP：2011 年 9 月 18 日，月经周期 21 天，经期 5 天，量偏多。舌淡偏嫩红，舌质暗，吐伸无力，舌体偏瘦；苔薄白；脉沉细。前方去香附、厚朴、豆蔻、枳壳，加淫羊藿、肉苁蓉、生熟地黄，以肾中阴阳双补；川牛膝补肾强筋骨并引药下行至膝部。

处方：生黄芪 30g，桂枝 10g，白芍 12g，鸡血藤 15g，淫羊藿 10g，肉苁蓉 12g，桑寄生 12g，续断 10g，生地黄 15g，熟地黄 15g，川芎 10g，三七 10g，当归 10g，丹参 15g，川牛膝 10g，羌活 6g，延胡索 10g，白芷 10g，丝瓜络 6g，大枣 15g，独活 6g，炙甘草 6g。水煎服，日 1 剂。

【按语】 患者坐月子期间由于营卫气血不足，不能濡养肌肤，加上风寒入侵血脉，使血行涩滞，运行不畅，肌肤麻木不仁，因四末及巅顶之处气血最难到达，故麻木疼痛症状症状最明显。同时患者病久及肾，肾阳不足，腰腿酸痛，膝关节冷痛。立方以黄芪桂枝五物汤加减。重用黄芪为君，甘温益气，补在表之卫气；桂枝散风寒而温经通痹，与黄芪配伍，益气温阳，和血通经。桂枝得黄芪益气而振奋卫阳；黄芪得桂枝，固表而不致留邪。芍药养血和营而通血痹，与桂枝合用，调营卫而和表里；甘草既可调和诸药，又可健脾和中。加鸡血藤、丹参、三七、香附、当归、白芍、川芎、延胡索养血活血通络；桑寄生、续断补肝肾、强筋骨；豆蔻、厚朴、枳壳理气醒脾，助黄芪补脾益气；羌独活、白芷助桂枝祛筋骨之风寒；丝瓜络通络，活血，祛风。诸药相合，标本兼治，故疗效显著。复诊继在前方基础上加减治疗，考虑患者之病重在血分，故前方去香附、豆蔻、厚朴、枳壳，加生熟地各15g以滋阴养血，川牛膝10g补肝肾强筋骨，且为引药，引方中诸药下行至膝部；淫羊藿、肉苁蓉温肾助阳，以"阳中求阴"，且前者祛风湿、止痹痛，后者善润肠通便；佐使大枣，益气养血，调和气血。因患者为外地到京求医，显效后在当地医院继续抓药求治，前后共治疗月余，诸症基本消失。

第七章　妇科疾病

月经过多

（排卵性功能失调性子宫出血）

罗某某，女，29岁。2012年8月20日初诊。

主诉：月经量多10年。

10年前因父亲去世悲伤过度而身体逐渐虚弱，每行经月经量多，带经约10日，经色暗，有血块，伴少腹疼痛，LMP：2012年8月5日，带下色黄，量多，无异味；面色萎黄，疲乏懒言，怕冷，食少，稍多食易腹胀，眠差，梦多，性情抑郁，多思虑。2年前结婚，自述性冷淡；7年前两颊现色素斑，逐渐增多。妇科检查：无异常。血常规：血色素10.3g。中西医治疗多次，无明显改善。唇暗，舌嫩淡红，舌边暗，舌尖有瘀斑，苔薄白；脉细，沉取无力。

中医诊断：月经过多（心脾肾诸不足，兼气血郁滞）。

西医诊断：排卵性功能失调性子宫出血。

治则：养心健脾，疏肝益肾，调和气血。

处方：四逆散、生脉饮、二至丸等诸方合用加减。醋柴胡10g，炒白芍12g，郁金10g，枳壳10g，太子参20g，麦冬10g，五味子6g，丹参15g，女贞子10g，旱莲草10g，淫羊藿10g，香附6g，佛手10g，藿香10g，三七10g，豆蔻6g，陈皮10g，合欢皮15g，首乌藤15g，大枣10g，炙甘草6g。水煎服，日1剂。

二诊（8月27日）：药后自觉诸症改善不明显，饮食稍多则胃脘胀满，大便日一次，排便不畅，黏腻不爽。舌质偏暗，苔薄；脉细弦。前方加焦三仙、炙内金，以期促进饮食消化，促进脾运。

三诊（9月3日）：药后精神振，心情佳，疲乏减轻，睡眠好转，仍纳食稍多胃脘胀满，得矢气则舒，带下色黄量多，大便日1次，不成形，排便不畅。唇暗，舌嫩红，苔薄；脉弦细。疏肝健脾为主，加强清热除湿治带之功。

处方：醋柴胡10g，生白芍10g，郁金10g，枳壳10g，姜半夏10g，苏梗10g，藿香10g，佩兰6g，土茯苓30g，制首乌10g，蒲公英15g，连翘12g，橘红10g，厚朴6g，炒莱菔子10g，焦三仙各10g，炙内金6g，合欢皮15g，首乌藤15g，生甘草6g。水煎服，日1剂。

四诊（9月10日）：脘腹胀满明显减轻，带下量减少，9月8日月经来潮，行经时少腹疼痛明显减轻，经色红，有血块，二便正常。舌淡，有瘀斑；脉细弦，沉取无力。经期用药，以疏肝益肾为主。

处方：柴胡10g，郁金10g，枳壳10g，桑寄生12g，续断12g，阿胶珠10g，炒山药30g，淫羊藿10g，菟丝子10g，益母草10g，香附10g，当归10g，艾叶10g，生杜仲10g，陈皮10g，炙甘草6g。水煎服，日1剂。

五诊（9月17日）：精神较前振，LMP：9月8日，带经7日，血块减少，月经量较前明显减少，眠可，但醒后疲乏，二便正常。舌淡红，苔薄；脉细弦。前方去益母草，加紫河车粉、枸杞子、党参，以加强补益气血之功。

处方：柴胡10g，郁金10g，枳壳10g，桑寄生12g，续断12g，阿胶珠10g，炒山药30g，淫羊藿10g，菟丝子10g，枸杞子20g，香附10g，当归10g，艾叶10g，生杜仲10g，陈皮10g，党参10g，紫河车粉分冲3g，炙甘草6g。水煎服，日1剂。

六诊（9月24日）：精神振，无脘腹胀满，带下明显减少。

舌嫩红，边暗，苔薄；脉细。前方去枸杞子，加三七、仙鹤草、焦三仙。

处方：柴胡 10g，郁金 10g，枳壳 10g，桑寄生 12g，续断 12g，阿胶珠 10g，炒山药 30g，淫羊藿 10g，菟丝子 10g，香附 10g，当归 10g，艾叶 10g，紫河车粉$_{分冲}$3g，生杜仲 10g，陈皮 10g，焦三仙$_各$10g，党参 12g，三七 10g，仙鹤草 12g，炙甘草 6g。水煎服，日 1 剂。

随访：前方服用 14 剂，10 月 7 日月经来潮，带经 6 日，行经时少腹隐痛，经量色正常，自觉无明显不适而停药。后随访半年，经带基本正常。

【按语】本案缘于丧父后悲伤过度而致身心两伤，体质虚弱，心脾不足，中气虚弱，则统摄无权，经行之际，气随血泄，其虚益甚，不能摄血固冲，以致出血量多；兼之丧父后性情抑郁，致肝气不舒，则肝泻溢失度，肝体阴而用阳，为藏血、藏魂之脏，月经日久，失血过多致肝虚失养，肝不藏魂则见多梦，另郁久血滞，积于冲任，瘀血不去，新血不得归经，因而经量过多兼血块；体质虚弱，易内生湿热，带黄量多。患者证属虚实夹杂，李老治疗肝郁气滞者多以柴胡、白芍、郁金、枳壳四药仿四逆散立方，以疏肝解郁、理气活血，合香附、佛手疏肝解郁，丹参、三七、香附活血调经止痛。太子参、麦冬、五味子仿生脉散立方，以气阴平补之太子参易党参，以益心脾之气阴，伍合欢皮、首乌藤共用，重在养心安神，改善患者睡眠，兼以疏肝健脾，调肠情志。女贞子、旱莲草补益肝肾，凉血止血，配伍淫羊藿阴阳并用，阴生阳长。脾胃为后天之本，气血生化之源，藿香、豆蔻、陈皮类芳香运脾理气，以大枣、甘草平补脾胃之气血。二诊时加用焦三仙、炙内金以助胃纳，促脾运。三诊则虑及带下湿热，以蒲公英、连翘、制首乌、土茯苓类清热燥湿止带。后方则针对患者本虚之证，酌情选择桑寄生、续断、杜仲、阿胶珠、紫河车粉等药。概之，李老组方针对病证，一重理气行血，引血归经，二重益肝肾固本，三重运脾和中，启运后天，病遂获愈。

月经先期

（月经失调，月经过频）

康某某，女，38 岁。2008 年 3 月 22 日初诊。

主诉：月经周期提前 7～10 天，连续 3 个周期。

近 3 个月经周期均行经提前 7～10 天，带经 4～5 日，量中等，色暗红，血块较多，LMP：2008 年 3 月 21 日，孕 4 产 2，黄白带下，黏稠，无异味。平素腰部酸痛明显，两胁肋胀满不舒，时感手足发麻，心胸憋闷，心慌，睡眠不实，多梦，小便调，大便日 1 次，多不成形。唇暗，舌偏瘦，舌尖红，苔薄白；脉细。

中医诊断：月经先期（气阴不足，肝肾亏虚，经络不通）。

西医诊断：月经失调，月经过频。

治则：补益肝肾，养血调经。

处方：桑寄生 12g，续断 10g，生杜仲 10g，枸杞子 20g，菟丝子 10g，淫羊藿 10g，当归 10g，白芍 12g，延胡索 10g，鸡血藤 10g，益母草 10g，山药 30g，木香 6g，白芷 10g，苏梗 10g，杭白菊 10g，炙甘草 6g。水煎服，日 1 剂。

二诊（3 月 29 日）：腰酸、胁胀减轻，睡眠不实，多梦，大便成形，胸闷，咽痒，咳嗽 3 日，少痰，口中黏腻。舌质暗，舌尖红，苔薄腻；脉细。治以益气养阴为主，兼以清泻肺热为辅。

处方：太子参 15g，北沙参 12g，玄参 10g，茯苓 12g，白术 10g，桑白皮 10g，黄芩 10g，丹参 15g，麦冬 10g，女贞子 10g，菟丝子 10g，白茅根 20g，石斛 10g，山药 30g，合欢皮 15g，首乌藤 20g，陈皮 10g，炙甘草 6g。水煎服，日 1 剂。

三诊（4 月 19 日）：胸闷、咳痰、咽痒愈；LMP：4 月 15 日（周期 25 日），量少，经前中及经后皆腰酸痛，少量黄白带下。胃脘连两胁胀痛，久坐腰痛如折，大便正常。昨日查妇科：轻度炎症；B 超：子宫、卵巢正常。舌尖红，苔薄黄；脉弦细。立方补益肝肾，疏肝健脾和胃，理气活血以治之。

处方：桑寄生 12g，续断 12g，菟丝子 10g，生杜仲 10g，太子参 15g，麦冬 10g，郁金 10g，枳壳 10g，藿香 10g，清半夏 10g，蒲公英 10g，连翘 12g，香附 6g，苏梗 10g，丹参 15g，川楝子 10g，延胡索 10g，三七 10g，山药 30g，生甘草 6g。水煎服，日 1 剂。

四诊（5 月 13 日）：自行停药 1 周，腰酸明显减轻，但劳后易疲乏，小腹隐痛。LMP：5 月 10 日，量质均正常；带下明显减少。舌嫩红；脉弦细。前方去藿香、清半夏、苏梗，加橘红、大枣。继服 2 周，巩固疗效。

处方：桑寄生 12g，续断 12g，菟丝子 10g，生杜仲 10g，太子参 15g，麦冬 10g，郁金 10g，枳壳 10g，山药 30g，蒲公英 15g，连翘 12g，香附 6g，丹参 15g，川楝子 10g，延胡索 10g，三七 10g，橘红 10g，大枣 10g，生甘草 6g。水煎服，日 1 剂。

【按语】月经先期临床多见于育龄期妇女，随着社会的不断发展，生活节奏加快，育龄期妇女工作压力增大，影响精神情志，波及脏腑，损伤冲任，耗伤正气，导致月经失常，尤以月经先期较为多见。造成冲任不调的原因主要有血热、肝郁和气虚等。临床多数证并见，虚实夹杂。对于育龄期妇女月经先期时，常根据"女子以血为用"的生理特点及热、郁、虚病机，突出"调"字。而调经之法，则需遵循《内经》"谨守病机"及"谨察阴阳所在而调之，以平为期"的宗旨。调经之法，有调理气血、补肾、健脾、疏肝之异。诸法之中，又以补肾扶脾为要。正如《景岳全书·妇人规》言："故调经之要，贵在补脾胃以资血之源，养肾气以安血之室，知斯二者，则尽善矣"。具体而言，热者清之，虚者补之，郁者解之；补血益气，调理冲任，畅通气血，五脏安和，冲任脉盛，月经方能应期。主张攻补兼施，标本同治，补血活血兼顾，清热逐瘀并用，补气健脾并举；使气血得调、瘀热得清。

本例月经先期，色暗夹血块，胁痛、多梦等症，因肝郁化热，迫血妄行，冲任不固，则血去频仍，不能归经于肾，肾精不充，肝血亦不足，致腰痛，而带脉失约，故黄白带下。其平素便溏、心慌之象，与心脾气虚有关。治用桑寄生、续断、杜仲、枸杞子、菟丝子、淫羊藿补益肝肾，阴阳双补，强腰膝，重在治本。当归、白芍养血柔肝；延胡索、鸡血藤、益母草调理气血以伺调经候。山药、甘草健脾，且山药固肾合香燥之白芷以治带。白菊清肝；木香、苏梗行气调中。全方滋而不滞，行而不伤，肝肾脾三脏并调，兼顾周全。二诊侧重气阴双补，四君子汤（气阴双补之太子参易人参）补气，助气血生化之源，并佐以陈皮理气健脾，使补而不滞；北沙参、麦冬、石斛、女贞子、菟丝子养阴清热；山药健脾、固肾止带；因患者近日肺热咳嗽，处方加桑白皮、黄芩兼清肺热；白茅根、玄参、黄芩类清热凉血；丹参活血调经；合欢皮合首乌藤疏肝解郁、养心安神。三诊正值行经后期，肝肾精血亏虚，故仍以桑寄生、菟丝子、续断、杜仲补益肝肾；并加强疏肝、调和气血之功，以使月经通达而尽，以郁金合枳壳、香附合苏梗、川楝子合延胡索、丹参合三七共四组药对，协调肝脾、气血之间，尤其苏梗之用以理脾胃之滞，而启运中焦，俾中焦得持，自能斡旋有机；太子参、麦冬补气养阴。此时患者有胃脘不适之证，考虑其可能属于慢性胃炎，有湿热内阻之象，故以蒲公英、连翘清热去滞，藿香合半夏健脾化湿，合用清化湿热。四诊时患者亦值经期，已自行停药1周，行经仍属正常，故药已中的，守方加减，前方去辛香温燥之藿香、清半夏、苏梗，加橘红、大枣和中缓急。加减继服 1 月余，随访月经按期而至，无明显不适而停药。

月经后期

（月经失调，月经稀发）

乔某，女，37 岁。1992 年 10 月初诊。

主诉：月经不调，每潮错后约周余达半年。

近半年每行经则错后 7～10 天，量色尚可，经行腹痛。素白带多，头晕胸闷，食纳无味，大便不爽。以上诸症尤以月经前加重。曾服养血调经药，症仍不减。舌淡，苔白滑；脉濡缓。

中医诊断：月经后期（脾虚湿阻，经血不调）。

西医诊断：月经失调，月经稀发。

治法：健脾化湿，疏气调经。

处方：五加减正气散加减。藿香 10g，陈皮 10g，茯苓 15g，厚朴 10g，半夏 10g，苍术 10g，白术 10g，香附 10g，丹参 15g，枳壳 10g，炙甘草 6g。水煎服，日 1 剂。

随访：上方加减服药 15 剂，诸症除，月经已调。

【按语】一至五加减正气散是清吴鞠通化裁藿香正气散，取藿香、陈皮、茯苓、厚朴四味药为主药，根据湿热轻重及兼证不同，加味成为。作为治疗湿温病升降中焦的系列方剂。其中五加减正气散证，病重湿盛伤脾，故加苍术以健脾止泻，加谷芽以消导和胃。本案月经不调结合舌脉、带、便诸证，为脾虚湿盛所致，切合五加减正气散之病机。李老用之加减，加半夏合陈皮以燥脾湿，枳壳配厚朴以行气滞，气化湿亦行，且可消除湿阻气滞之症，苍白术合用，健脾燥湿功卓，香附伍用丹参，行气活血调经，佐使以甘草。诸药功用，健脾化湿，疏气活血调经，标本兼治，故可奏效。

月经后期

（月经失调，月经稀发）

王某某，女，25岁。2012年3月31日初诊。

主诉：月经约50日一行已3个周期。

自述因工作紧张，自2011年11月开始，月经周期延长至50天左右，曾服乌鸡白凤丸、加味逍遥丸等调理无改善。LMP：2012年3月10日，带经4日，经量少。体瘦，面色萎黄，两颊暗疮，入睡困难，梦多，纳少，二便正常，无黄白带下。2011年3月至9月减肥控制体重，每日仅进食1餐。舌嫩红，边尖红，苔黄白；脉弦。

中医诊断：月经后期（气血不足，肝热盛）。

西医诊断：月经失调，月经稀发。

治则：疏肝清热，益气养阴，养血活血。

处方：八珍汤、金铃子散加减。太子参15g，北沙参15g，麦冬10g，玄参10g，生黄芪15g，白术10g，山药20g，当归10g，白芍12g，川芎6g，丹参15g，鸡血藤15g，川楝子10g，延胡索10g，香附6g，郁金10g，枳壳10g，焦三仙_各10g，连翘12g，炙甘草6g。水煎服，日1剂。

二诊（4月21日）：暗疮消退，无新发，面色改善；LMP：4月15日（月经周期35天），带经4日，行经第一日伴少腹痛，睡眠不实，多梦，二便正常。舌嫩红，苔薄黄；脉弦细。加强清心肝热、养心安神之功。

处方：太子参15g，北沙参12g，茯苓12g，山药20g，当归6g，白芍10g，郁金10g，枳壳10g，桑白皮10g，黄芩10g，连翘12g，合欢皮15g，首乌藤20g，丹参15g，苏梗10g，清半夏

6g，生甘草 6g。水煎服，日 1 剂。

三诊（5 月 12 日）：面部暗疮无新发，近 5 天肩背部疼痛，睡眠差，二便正常。舌嫩红，苔薄白；脉弦细。黄苔已退，前方去桑白皮、连翘、清半夏，加黄精、延胡索、香附，以加强养阴清肝、疏肝之功。

处方：太子参 15g，北沙参 12g，茯苓 12g，山药 20g，当归 6g，白芍 10g，郁金 10g，枳壳 10g，黄精 10g，丹参 15g，苏梗 10g，延胡索 10g，首乌藤 20g，合欢皮 15g，黄芩 10g，香附 10g，生甘草 6g。水煎服，日 1 剂。

四诊（5 月 19 日）：面部暗疮无新发，5 月 17 日行经，行经第一日痛经，但程度较前明显减轻，睡眠佳，二便正常。舌嫩红，苔薄白；脉细弦。正值经期，前方之寒凉清热之北沙参、郁金、黄芩及安神之首乌藤、合欢皮不用，加炙黄芪、白术、女贞子，山药增至 30g，以益气养阴；焦三仙、炙内金、陈皮消食健脾和胃；益母草活血调经。

处方：太子参 15g，茯苓 12g，山药 30g，黄精 10g，白术 10g，女贞子 10g，炙黄芪 15g，当归 10g，川芎 6g，炒白芍 10g，枳壳 10g，香附 10g，苏梗 10g，丹参 15g，焦三仙_各10g，炙内金 6g，陈皮 10g，益母草 12g，延胡索 10g，生甘草 6g。水煎服，日 1 剂。

五诊（6 月 9 日）：LMP：5 月 17 日，带经 5 日，量色正常，纳食少，睡眠可，二便调。舌嫩红，苔薄白；脉细弦。前方去益母草、延胡索，加百合、北沙参。

处方：太子参 15g，茯苓 12g，山药 30g，黄精 10g，白术 10g，女贞子 10g，炙黄芪 15g，当归 10g，川芎 6g，炒白芍 10g，枳壳 10g，香附 10g，苏梗 10g，丹参 15g，焦三仙_各10g，炙内金 6g，百合 12g，北沙参 12g，陈皮 10g，炙甘草 6g。水煎服，日 1 剂。

六诊（9月1日）：6月底因出差外地停药至今。分别于6月23日、7月26日、8月27日行经，带经4~6日，量可，色暗，伴轻微腹痛。暗疮少发，纳食、睡眠可，二便畅。舌嫩红，苔薄白微黄；脉弦。处方健脾养胃、益气养血、舒利肝胆之气以治之，前方加连翘12g。

处方：太子参15g，茯苓12g，山药30g，黄精10g，白术10g，女贞子10g，炙黄芪15g，当归10g，川芎6g，炒白芍10g，枳壳10g，香附10g，苏梗10g，丹参15g，焦三仙各10g，炙内金6g，百合12g，北沙参12g，陈皮10g，连翘12g，炙甘草6g。水煎服，日1剂。

加减调理1月余停药，随访半年，月经周期均30天左右，恢复正常。

【按语】月经后期之发病机理有虚有实，多数患者往往病情复杂，虚实并见，如此案。本案之病，实之一面因工作紧张致肝郁气滞，冲任受阻，致经期延后；虚之一方因控制体重，平素纳少，形瘦而气血俱不盛，营血亏虚，故血海不能按时满溢。治疗虚实兼顾，既补益气血，养心健脾以治本虚；又清肝疏肝以治其实。另患者所苦之眠差、暗疮之兼症亦符合其本虚标实之象，病位主要与肝、心、脾相关。正如《妇科玉尺》所言："惟忧愁思虑，心气受伤，则脾气失养，郁结不通，腐化不行，饮食减少，斯有血枯经闭，及血少色淡，过期或数月一行"。用药太子参、麦冬益气滋阴养心；黄芪、白术、山药重在健脾补气；北沙参、麦冬、玄参养阴清热；当归、白芍、川芎、丹参、鸡血藤重在养血活血而调经；川楝子、延胡索、香附清肝、疏肝理气；郁金、枳壳疏肝理气活血；焦三仙消食助脾运、胃纳；连翘清心火，消痈疮。诸药合用，共奏养心健脾疏肝、益气养阴、理气活血、养血调经之功。后诊用药，亦紧扣病机，随证加减，诸脏渐平，月经遂周期正常。

经行腹痛

赵某，女，22 岁。2012 年 4 月 14 日初诊。

主诉：每行经前脘腹胀痛数年。

自月经来潮后，每行经前则出现胃脘连及小腹胀痛，甚则呕吐，平素月经周期 22～26 天，量中等，经色红，有血块；LMP：2012 年 4 月 6 日，平素便秘，4～5 日一行，但月经期间大便多稀溏，日 1～2 次。舌淡红，苔薄白；脉弦细。

中医诊断：痛经（肝脾不调）。

治则：健脾益气，疏肝止痛。

处方：八珍汤、金铃子散加减。党参 10g，白术 10g，茯苓 12g，山药 20g，川楝子 10g，延胡索 10g，丹参 15g，香附 10g，苏梗 10g，白芷 6g，藿香 10g，当归 10g，炒白芍 10g，郁金 10g，枳壳 10g，炙甘草 6g。水煎服，日 1 剂。

二诊（5 月 12 日）：LMP：5 月 3 日，行经 6 日，经前腹痛，脘腹胀痛，但程度较前明显减轻，有血块，经量偏少，经期有恶心，无呕吐，经期腹痛，伴出汗，大便日 1 次。舌嫩红，苔薄白；脉细弦。前方加姜半夏降逆和胃，杭白菊清肝。

处方：党参 12g，白术 10g，茯苓 12g，山药 20g，川楝子 10g，延胡索 10g，丹参 15g，香附 10g，苏梗 10g，白芷 6g，藿香 10g，当归 10g，炒白芍 10g，郁金 10g，枳壳 10g，姜半夏 10g，杭白菊 10g，炙甘草 6g。水煎服，日 1 剂。

三诊（5 月 19 日）：诉近一周大便 2～3 日一行，稀便，无腹痛。舌嫩红，苔薄白；脉细弦。前方去川楝子、延胡索、菊花，加焦三仙、炙内金、陈皮，以加强健脾运脾之功。

处方：党参 10g，白术 10g，茯苓 10g，山药 20g，丹参 15g，

当归 10g，香附 10g，苏梗 10g，白芷 6g，炒白芍 10g，郁金 10g，枳壳 10g，姜半夏 10g，焦三仙各10g，炙内金 6g，陈皮 10g，藿香 10g，炙甘草 6g。水煎服，日 1 剂。

四诊（6 月 3 日）：LMP：5 月 30 日，带经至今，量可，有血块，胃脘及小腹无不适。睡眠差，多梦，二便正常。舌嫩红，苔薄白；脉细弦。行经期间重在养护阴血，前方去白芷、郁金、枳壳，以太子参易党参，加麦冬、黄精、合欢皮。

处方：太子参 20g，麦冬 10g，山药 20g，丹参 15g，茯苓 12g，香附 10g，当归 10g，炒白芍 10g，苏梗 10g，白术 10g，黄精 10g，延胡索 10g，姜半夏 10g，焦三仙各10g，炙内金 6g，合欢皮 15g，陈皮 10g，炙甘草 6g。水煎服，日 1 剂。

随访：前方加减服用 1 月余，行经几无脘腹胀痛。

【按语】痛经为妇科常见病、多见病，中医病因病机主要包括"不通则痛"和"不荣则痛"，表现为虚实两端。实证主要为气滞血瘀、寒湿凝滞、湿热瘀阻；虚证多为气血虚弱、肝肾亏虚等。但临证更多见虚实并见，正如《景岳全书·妇人规》而言："凡妇人经行作痛，挟虚者多，全实者少，即如以可按拒按及经前经后辨虚实，固其大法也，然有气血本虚而血未得行者亦拒按，故于经前亦常有此证，此以气虚血滞无力流通而然"。李老认为，痛经辨证，临床虽分虚实，但单纯实证者所见无几，大多为虚实夹杂，寒热并见或本虚标实。治疗则"求因为主，止痛为辅"，即治"痛"必须审证求因，标本兼顾，痛时治标，不痛时治本，序贯用药，才能根除病痛。本例患者体质素弱，气血阴阳诸不足，兼之喜思虑伤及心脾，故尤气血亏虚，用药以党参、白术、茯苓、甘草、山药、当归、白芍，仿八珍汤之意补益气血，并重在健脾以生血；并以藿香、苏梗健脾和中。患者性喜思虑，情志不遂，必致肝气郁滞，气为血之帅，气滞则血阻，影响冲任通遂，故经行腹痛；气有余便是火，肝火犯胃甚则呕吐，方中用金铃子散（川楝子、延胡索）、丹参、香附、郁金、枳壳疏肝理气、活血化瘀、调经止痛。白芷出自《神农本草经》，言其有祛风、燥湿、消肿、止痛的作用，尤其其气味香且善窜，善治各种痛证，《日华子》谓："补胎漏滑落，破宿血，补新血……"，其与延胡索合用为中成药元胡止痛片之组方，止痛作用优良。纵观全方，标本兼顾，虚实并治，药证合拍，故而取效。

月经后期

（月经不调，月经稀发）

贾某某，女，34岁。2012年10月15日初诊。

主诉：月经错后10天以上，持续1年余。

孕3流3（2次药物流产），1年半前因胎停育而行清宫术，后月经不规律，月经错后10天以上，量中等，色暗，有血块，LMP：2012年8月15日，少量黄白带，阴部时感瘙痒。阵发咳嗽1年余，受凉则明显，咯白泡沫痰。5年前曾患双耳突发耳聋，治疗后左耳恢复，右耳听力减退。时有腹胀，精神不振。体检有脂肪肝、尿酸偏高。大便日2次，便溏，形体胖。舌暗红，苔薄白；脉细弦。

中医诊断：月经后期（脾肾不足，肝郁）。

西医诊断：月经不调，月经稀发。

治则：补肾健脾，疏肝，养血调经。

处方：醋柴胡10g，白芍10g，郁金10g，枳壳10g，桑寄生12g，续断12g，女贞子10g，菟丝子10g，当归6g，川芎6g，丹参15g，炒山药20g，菊花12g，连翘12g，蒲公英15g，全瓜蒌30g，橘红10g，香附10g，丝瓜络6g，生甘草6g。水煎服，日1剂。

二诊（10月22日）：LMP：8月15日，至今仍未行经，白带减轻，阴部有瘙痒，近日头痛。B超查子宫及附件无异常，验孕酮水平低于正常。舌暗红，苔薄白；脉细弦。考虑患者体胖，有痰湿蕴阻之象，组方加强健脾化湿之功。

处方：醋柴胡 10g，白芍 10g，郁金 10g，枳壳 10g，姜半夏 10g，茯苓 12g，橘红 10g，土茯苓 30g，香附 10g，当归 10g，淫羊藿 10g，草薢 10g，金银花 20g，连翘 12g，益母草 12g，厚朴 10g，熟大黄 6g，丹参 15g，生甘草 6g。水煎服，日 1 剂。

三诊（10 月 30 日）：LMP：8 月 15 日，月经至今未行。近日精神佳，但情绪易急躁，咽干，无咳嗽，有少量白带，大便正常。舌质暗红，苔薄白；脉细弦。调整处方，以疏肝益气，行气活血为主。

处方：玄参 12g，郁金 10g，枳壳 10g，佛手 10g，当归 10g，柴胡 10g，炒白芍 12g，北沙参 15g，川楝子 10g，延胡索 10g，川芎 6g，牛膝 10g，青陈皮各 6g，益母草 15g，丹参 15g，香附 10g，合欢皮 15g，全瓜蒌 30g，丝瓜络 6g，百合 12g，生甘草 6g。水煎服，日 1 剂。

四诊（11 月 19 日）：LMP：11 月 4 日，带经 4 日，量中等，色偏暗，无血块，无黄白带。劳累后时有头晕，腰酸痛。舌质偏暗，苔薄白；脉细弦。排卵期用药，补益肝肾及疏肝理气并重。

处方：醋柴胡 10g，炒白芍 10g，郁金 10g，枳壳 10g，丹参 15g，姜半夏 10g，厚朴 6g，藿香 10g，淫羊藿 10g，桑寄生 12g，续断 12g，当归 10g，川芎 6g，玄参 12g，熟大黄 10g，佛手 10g，香附 10g，合欢皮 15g，首乌藤 15g，生甘草 6g。水煎服，日 1 剂。

五诊（12 月 3 日）：LMP：11 月 30 日，带经至今，量可，有血块。舌偏红，苔白；脉弦滑。前方加益母草 12g 以活血调经，以利经行。

六诊（12 月 10 日）：昨生气后有阵发胸闷，少量黄白带，外阴无瘙痒；久坐后感腰痛。舌嫩红，苔薄白；脉细弦。组方加强疏肝、清热之功。

处方：醋柴胡 10g，炒白芍 10g，郁金 10g，枳壳 10g，香附 10g，苏梗 10g，川楝子 10g，延胡索 10g，青陈皮各 6g，佛手 10g，金银花 20g，连翘 12g，制首乌 10g，土茯苓 30g，姜半夏 10g，熟大黄 10g，丹参 15g，生甘草 6g。水煎服，日 1 剂。

【按语】月经不调，从脏腑辨证而言，主要与肝、肾、脾脏相关，调经之法，临床强调补肾扶脾，疏肝调肝。肾气充盛是月经产生最根本的原动力，故调经之本在于肾。肾为月经之本，肾藏精，精血同源互生，肾精化生阴血，而阴血为月经的物质基础。脾为后天之本，气血生化之源，为月经之血的物质来源。故《景岳全书·妇人规》曰："调经之要，贵在补脾胃以资血之源，养肾气以安血之室"。《女科经论》亦曰："固肾扶脾，此为调经要道"。肝主藏血、主疏泄、司血海，为冲脉之本，主升主动，性喜条达而恶抑郁，是女性生理活动的枢纽，且肝以气为用，以血为本，体阴而用阳。肝的藏血功能为月经的生成提供了坚实的物质基础，而肝的疏泄功能对于调畅气机、维持月经的正常疏泄起到了至关重要的作用，"气血不和，百病乃变化而生"。肝脏通过疏泄气机，调摄全身血量，调畅情志，为脾散精，肝之余气，化为胆汁，与脾胃共同腐熟水谷，肝气随肝经上注睛明，开窍于目，中及两胁及两乳，下系少腹与奇经八脉，并围绕前阴，以维护女性生殖功能。故肾、脾、肝三脏的功能正常与否以及这三脏之间的协调作用对于月经的正常来潮具有十分重要的作用。故治疗上补肾填精、扶脾资源、疏肝凿渠，使气血化生有序，满溢有期，蓄溢有常，方可维持月经期量的规律恒定。故补肾、扶脾、疏肝是调经重要一环。

本案妇女屡次人流堕胎，数伤于血，肝血失养，疏泄失常致月经不调；数伤元气，肾气不足。治应疏肝调肝为主，兼顾脾肾。补肾之品用以菟丝子、女贞子、桑寄生、续断；疏肝之品为柴胡、香附、郁金、枳壳；扶脾药物有山药、炙甘草。这是李老补肾、健脾、疏肝调经学术观点的具体体现。女子以血为用，气血的充盛对于月经的正常有十分重要的意义。故在注重补肾、扶脾、疏肝的基础上，根据气血为月经的物质基础理论，还特别强调补益气血、行气活血的重要性。补血如本案所示，多以四物汤为基础方剂，四物汤养血调经，兼行血。如张秉成《成方便读》云："补血者，当求之肝肾。地黄入肾，壮水补阴、白芍入肝、敛阴益血，二位为补血之正药。然血虚多滞，经脉隧道不能滑利通畅，又恐地、芍纯阴之性，无温养流动之机，故必加以当归、川芎，辛香温润，能养血而行血中之气者以流动之"。因生地黄凉血阴柔，白芍酸收，月经后期、量少用之不宜。病情需要可改用砂拌熟地黄，养血而不滞胃，酒炒白芍则无酸收之弊。丹参、川芎、香附、丝瓜络行气活血，使气血充盛、运行正常，则月经能正常来潮。

行经头痛，带下
（经期紧张综合征）

杨某某，女，39 岁。2012 年 7 月 30 日初诊。

主诉：每行经前头痛、少腹痛 3 年余。

近 3 年来每每月经将至则头痛，以前额、侧头痛为重，痛甚则呕吐，少腹胀痛，烦热不安，经期过后则自然消失。月经周期提前 7 天左右，带经 5～7 日，经量多，色红，LMP：7 月 15 日。平素口苦、口干，烦躁易怒，黄白带下，量多，异味，大便干溏不调，1～3 日一行。某医院 B 超示：子宫肥大，内膜肥厚。高血压病史 3 年，查 BP 130/90mmHg（药后）。舌质暗，边有齿痕，苔黄白厚腻；脉弦细。

中医诊断：行经头痛（肝火上炎兼肝阳上亢），带下（湿热带下）。

西医诊断：经期紧张综合征。

治则：清肝平肝，清热燥湿，调理气血。

处方：橘红 10g，姜半夏 10g，郁金 10g，枳壳 10g，竹茹 6g，炒白芍 15g，藿香 10g，佩兰 6g，川楝子 10g，延胡索 10g，佛手 10g，甘松 6g，川芎 6g，夏枯草 10g，钩藤 15g，醋柴胡 10g，蒺藜 15g，荷叶 6g，生牡蛎先30g，生甘草 6g。水煎服，日 1 剂。

二诊（8 月 13 日）：黄白带减少，月经将至，始有头痛、头晕，大便不畅，3 日一行。舌淡红，舌质偏暗，边齿痕；脉细弦。药后带下减少，湿热减轻，前方去橘红、藿香、佩兰、竹茹、甘松、川芎、荷叶、生牡蛎，加香附、天麻、丹参、菊花、丝瓜络、益母草，以加强疏肝、清肝、平肝之功。

处方：醋柴胡 10g，炒白芍 10g，郁金 10g，枳壳 10g，川楝子 10g，延胡索 10g，香附 6g，天麻 10g，钩藤 15g，蒺藜 15g，丹参 15g，夏枯草 10g，菊花 10g，姜半夏 10g，佛手 10g，丝瓜络 6g，益母草 10g，生甘草 6g。水煎服，日 1 剂。

三诊（9 月 24 日）：LMP：9 月 6 日，头痛、腹痛明显减轻，带经 7 日，大便 1～2 日一次，质可。查 BP：125/90mmHg。舌淡红，舌质偏暗，边齿痕，舌苔薄白，偏干；脉细弦。前方去益母草，香附改 10g。嘱于下次月经前加服益母草膏。

处方：醋柴胡 10g，炒白芍 10g，郁金 10g，枳壳 10g，川楝子 10g，延胡索 10g，香附 10g，天麻 10g，钩藤 15g，蒺藜 15g，丹参 15g，夏枯草 10g，菊花 10g，姜半夏 10g，佛手 10g，丝瓜络 6g，生甘草 6g。水煎服，日 1 剂。

随访：上药加减服用 1 月余，10 月 3 日行经，头痛、腹痛均未发作。

【按语】 经前头痛临床较为常见，发病每与肝气郁结、肝火上炎、肝阳亢盛等因素有关。头为诸阳之会，五脏六腑之气血皆上荣于头，足厥阴肝经上巅络脑。肝为风木之脏，性喜条达而恶抑郁，主疏泄而调气机，七情内伤最易伤肝，且"女子以肝为先天，阴性凝结，易于怫郁"，妇女常因家庭琐事或工作紧张而致情志失常，肝气郁结，气郁化火，冲脉附于肝，经行时阴血下聚，冲气偏旺，冲气挟肝火上逆，气火上扰清窍，发为头痛。肝郁是本病的主要病机，日久则变发他症。肝郁气滞，气机不宣，血行不畅，瘀血内留，经期气血下注胞宫，冲气挟肝经之瘀血上逆，阻滞脑络；脉络不通，不通则痛，因而经行头痛。肝木伐脾土，脾失运化，聚湿成痰，经行痰浊上扰，清窍不利而致头痛。木郁克土，脾失健运，气血生化乏源，经行精血下注冲任，阴血益感不足，血不上荣于脑，不荣则痛。故临床治疗，重在治肝。针对本病肝郁化火最为常见的病机特点，李老疏肝解郁清热，同时根据病情变化加减，做到治病求本，未病防变。药用金铃子散（川楝子、延胡索）疏肝清热和胃，四逆散（柴胡、枳壳、白芍、甘草）疏肝健脾，其中柴胡疏肝解郁，条达肝气；白芍养血柔肝，与柴胡同用，补肝体而助肝用，血和则肝和，血冲则肝柔；枳壳疏肝理气；炙甘草健脾益气，缓肝之急，调和诸药。温胆汤之义（竹茹、枳壳、半夏、橘红、甘草）理气燥湿化痰，清胆和胃，针对中焦湿热下注为带下，上扰则烦躁等神志不宁。在上述诸方之基础上，加藿香、佩兰化湿运脾；夏枯草清肝火；加川芎入肝胆经，祛风活血止痛，用于各种头痛，尤善治偏头痛；本案肝气郁结为基本病机，加佛手、甘松疏肝理气；钩藤、蒺藜平肝清肝；荷叶升清降浊；生牡蛎平肝，兼固涩止带。此外，李老指出，社会环境变化与人的精神心理承受力之间的不协调，导致了经行头痛发病率的上升。对于经行头痛患者，李老常耐心询问，积极寻找病因，有针对性地给予心理安慰与疏导，使其精神放松，提倡非药物疗法为主，如多参与家庭娱乐、郊游等使身心愉悦的活动，再配合中药治疗，才能标本同治，根除疾病。

带 下
（慢性盆腔炎）

赵某某，女，48 岁。2011 年 11 月 5 日初诊。

主诉：白带量多，带下清稀 4 个月。

自述近 4 个月来月经周期紊乱，或提前或延后 4～7 天不等，白带量多，清稀，无异味，轻微瘙痒，小便自觉异味；大便日 1 次，排便不畅。平素气短乏力，动则益甚；常于晨起受凉觉咽痒，干咳，喷嚏频作，伴鼻塞，流清涕。纳可，眠佳。舌嫩红，舌体胖大，舌质暗，苔白；脉细稍沉。有慢性盆腔炎反复发作病史；霉菌感染史。

中医诊断：带下病（脾阳虚型）。

西医诊断：慢性盆腔炎。

治则：健脾益气，升阳除湿。

处方：清半夏 10g，土茯苓 20g，制首乌 10g，白鲜皮 10g，地肤子 10g，生薏米 30g，淫羊藿 10g，白术 10g，生黄芪 20g，萹蓄 10g，车前子_包10g，藿香 10g，陈皮 10g，苏梗 10g，连翘 12g，生甘草 6g。水煎服，日 1 剂。

二诊（11 月 12 日）：白带明显较少，清稀，略瘙痒。气短减轻，晨起无喷嚏鼻塞，无咳嗽。大便不畅，小便有异味感。舌淡，舌体胖大，边有齿痕，苔白，脉细弦。药已中的，守方加味，加强补益脾肾之力，生黄芪加至 30g，制首乌改为生晒粒首乌 9g；加强燥湿止带之力，土茯苓 20g 改至 30g，加白芷 6g，另方中加丹参 12g，活血养血调经。

处方：生黄芪 30g，生薏米 30g，淫羊藿 10g，清半夏 10g，土茯苓 30g，生晒粒首乌 9g，白鲜皮 10g，地肤子 10g，白术 10g，萹蓄 10g，丹参 12g，车前子_{包}10g，连翘 12g，藿香 10g，苏梗 10g，白芷 6g，陈皮 10g，生甘草 6g。水煎服，日 1 剂。

患者前后治疗半月余，诸症基本消除而停药。

【按语】 患者脾阳虚，运化失职，水湿内停，湿浊下注，损伤任带二脉，约固无力，故带下量多，清稀，绵绵不断；脾虚，土不生金，则肺气虚，卫气不固，风寒易乘虚而入，犯及肺之门户鼻窍及咽喉，邪正相搏，肺气不得通调，津液停聚，鼻窍壅塞，咽喉不利，遂致喷嚏流清涕，咽痒咳嗽。气短乏力为气虚不足之像，气虚则胃肠传导无力，大便不畅。舌嫩红，舌体胖大，质暗，苔白；脉细稍沉，亦提示肺脾亏虚之征。治法重在健脾补肾、益气升阳治本，除湿治标。李老处以黄芪、白术健脾益气、培土生金；制首乌、淫羊藿补肾助阳；藿香、苏梗芳化湿浊，助脾运；治湿之基本方二陈汤，去茯苓易以土茯苓，土茯苓善除湿并解毒，《本草正义》："土茯苓，利湿去热，能入络，搜剔湿热之蕴毒"；《滇南本草》："治五淋白浊"，用之治疗妇科炎症疗效确切；白鲜皮、地肤子清利湿热，用以妇科阴道炎症；萹蓄、车前子入肾泄降，利水除湿；连翘清热解毒，甘草调和诸药。诸药相合，补益脾肾肺之气以固本，除湿清热以治标，标本兼顾而收效。

第八章 皮肤科疾病

臁 疮
（小腿慢性溃疡）

于某，男，38岁，长期于地下室从事水处理工作。2011年9月3日初诊。

主诉：小腿红褐色漫肿、溃疡反复发作4年。

自述4年前开始，每至夏末秋初发作1月余，小腿出现轻度红褐色肿胀、沉重感，红斑伴皮肤色素沉着，局部青筋怒张，朝轻暮重，逐年加重，伴瘙痒难忍。自行破溃或抓破后糜烂，滋水淋漓，溃疡形成，溃疡愈合后周围红肿，皮肤厚硬。平素自觉双下肢冰冷感，疲倦乏力，腰酸，不易汗出，大便2～3日一行，但饮食稍不慎易腹泻。查见小腿内外臁处皮肤肿胀融合成片，色泽暗红，局部有2处溃疡，接近愈合，皮肤厚硬，伴色素沉着。舌淡红，舌质偏暗，舌苔薄黄；脉细弦左沉。

中医诊断：臁疮（湿热下注，瘀血凝滞经络）。

西医诊断：小腿慢性溃疡。

治则：清热利湿，和营消肿。

处方：四妙散加味。鸡血藤15g，川牛膝10g，黄柏10g，苍术6g，生薏米30g，金银花30g，连翘12g，白茅根30g，生地黄20g，丹参20g，三七10g，当归10g，赤芍10g，白鲜皮12g，地肤子10g，防风10g，生黄芪20g，生杜仲10g，生晒粒首乌10g，生甘草6g。水煎服，日1剂。

二诊（9月10日）：药后自觉口鼻干燥，虽下肢皮肤仍觉冰冷甚，但双足底自觉温暖、出汗，下肢红斑、肿胀及瘙痒减轻，大便2～3日一行，便干。舌嫩红，舌质偏暗，苔薄；脉细弦。前方加减，加强活血通络，清热泻火之功，并兼通腑润肠。

处方：金银花15g，忍冬藤30g，连翘15g，三七10g，赤芍10g，丹皮10g，白茅根30g，黄柏10g，玄参12g，川牛膝10g，鸡血藤15g，丝瓜络6g，生薏米30g，竹叶10g，生石膏_先30g，荆芥6g，防风6g，生黄芪15g，厚朴10g，全瓜蒌30g，生甘草6g。水煎服，日1剂。

三诊（9月17日）：下肢红褐色红斑明显转淡，肿胀减轻，皮损处可触摸（原无法忍受触摸，痒痛甚）；服药后双腿寒冷感明显减轻，自觉微热，腰部酸痛明显好转。前药2剂后，出现水样便，日十数次，后自行将石膏量减半，每日腹泻3～4次，便软尚成形。舌质淡嫩，舌质偏暗，苔薄白；脉细弦。患者体质偏弱，脾肾阳虚，虽病在血热，但寒凉稍过则易腹泻。故在四妙丸之基础上，加强健脾运脾，振奋脾阳，利小便以实大便。

处方：生黄芪30g，白术10g，茯苓12g，藿香10g，苏梗10g，清半夏10g，厚朴6g，车前子_包10g，黄柏6g，川牛膝10g，苍术6g，生薏米30g，连翘12g，忍冬藤20g，三七6g，丹参12g，生甘草6g。水煎服，日1剂。

四诊（9月24日）：下肢红斑、肿胀、皮损基本消失，仅局部遗留色素沉着，无新发红斑；大便形质正常，2日一行，纳可，食后腹胀感。舌质嫩红，苔薄白；脉细弦。在清利湿热、活血通络基础上，健脾补肾治本。前方去车前子、清半夏，加山药、生晒粒首乌、白茅根。

处方：生黄芪30g，白术10g，茯苓12g，山药30g，生薏米30g，厚朴6g，苏梗10g，苍术6g，川牛膝10g，黄柏6g，连翘12g，忍冬藤20g，丹参15g，三七10g，藿香10g，白茅根15g，生晒粒首乌9g，生甘草6g。水煎服，日1剂。

随访：药后患者双腿臁疮愈合，仅局部遗留轻度色素沉着。

【按语】臁疮病名首见于宋代《疮疡经验全书》，即发生于小腿胫骨脊两旁（臁部）肌肤之间的慢性溃疡。明代《外科启玄》称之为裤口毒、裙边疮等。又因其患病后长年不敛，愈后每易复发而称老烂脚，即现代医学的小腿慢性溃疡。多因湿热下注、瘀血凝滞经络所致，局部常有破损或湿疹等病史。而本案患者久居地下室从事污水处理工作，寒湿之气侵袭，入里化热。湿热之邪每合暑湿之季而加剧，进而湿热下注，气血壅滞，留着小腿部脉络，而见局部红斑、肿胀、瘙痒，甚则破损，因胫骨部血液循环差，血液供应不足，病发每每难愈。清热利湿、通筋利痹治之，在基本方四妙丸（黄柏、苍术、薏米、牛膝）的基础上，加强清热解毒、养血凉血、活血通络之功；另此类疾病本为正气不足，患者脾肾两虚，补益脾肾之药物必不可少。只有标本兼治，扶正祛邪，方能治愈本病。

顽湿疡

（慢性湿疹）

王某某，女，62岁。2010年12月4日初诊。

主诉：皮肤丘疹反复，伴瘙痒、流水5年余。

5年前于某次田间劳作后，出现全身起红疹，以下肢、胸部为甚，甚则融合成片，瘙痒难耐，晚间尤甚。搔抓后皮疹增大，流黄水，局部皮肤大片发红。诊为急性湿疹，初服西药抗过敏药物治疗好转。但此后每田间劳作后，则红疹加重，搔抓后流水结痂，渐次浸淫，融合成片，局部瘙痒，皮肤变厚，色素沉着，且新发红疹反复，平素小便清长；大便溏。中西药多方治疗无效。舌红质暗，苔黄；脉细弦。

中医诊断：顽湿疡（脾肺俱虚，湿热浸淫）。

西医诊断：慢性湿疹。

治则：清热利湿，养血活血，健脾燥湿。

处方：金银花15g，连翘10g，白鲜皮10g，地肤子10g，荆芥10g，防风10g，白茅根20g，玄参10g，茯苓12g，白术10g，丹参15g，当归6g，滑石10g，萆薢10g，陈皮10g，蒺藜12g，藿香6g，生甘草6g。水煎服，日1剂。

二诊（2011年1月1日）：前药加减服用20剂，红斑丘疹及瘙痒均明显减轻。舌嫩红，苔薄黄；脉细弦。在前方基础上加强清热解毒之功。

处方：金银花20g，连翘12g，白鲜皮12g，地肤子10g，荆芥6g，防风6g，白茅根20g，北沙参15g，野菊花10g，白花蛇舌草20g，生地黄15g，苍术6g，白术6g，萆薢10g，蒺藜20g，生薏米30g，丹皮10g，陈皮10g，生晒粒首乌9g，丹参15g，生甘草6g。水煎服，日1剂。

三诊（2月12日）：红斑丘疹及瘙痒进一步减轻，少许新发红疹。舌嫩红；脉细弦。前方加减，去荆芥、防风、陈皮，加钩藤、玄参。

处方：生地黄20g，北沙参15g，玄参12g，生薏米30g，生晒粒首乌9g，苍术6g，白术6g，白鲜皮10g，地肤子10g，野菊花10g，连翘12g，金银花20g，丹参15g，钩藤15g，萆薢10g，蒺藜20g，白茅根20g，丹皮10g，白花蛇舌草20g，生甘草6g。水煎服，日1剂。

四诊（4月30日）：前方断续服用2月余，全身湿疹基本痊愈，无新发。舌嫩苔薄黄；脉细弦。虑及患者平素脾胃虚弱，易便溏、腹泻，治之加强健运脾胃之功，脾胃强健则湿疹不易复发。

处方：藿香10g，佩兰6g，黄连6g，木香6g，白花蛇舌草20g，连翘12g，黄柏6g，苍术6g，茯苓12g，白鲜皮10g，地肤子 10g，丹参 15g，白茅根 20g，生黄芪 15g，焦三仙_各10g，首乌藤 15g，合欢皮 15g，陈皮 6g，生晒粒首乌 9g，生甘草 6g。水煎服，日 1 剂。

五诊（7 月 2 日）：湿疹偶新发，但入夏后腹泻反复，有时软便，有时水样泄。舌嫩红，苔薄白；脉细。立方健脾胜湿止泻为主，兼顾湿疹之治。

处方：苍术 6g，白术 10g，茯苓 12g，生薏米 30g，藿香 10g，佩兰 6g，清半夏 10g，苏梗 10g，黄连 6g，木香 6g，白芷 10g，车前子_包10g，白茅根 15g，芦根 10g，炒白芍 10g，防风 10g，焦三仙_各10g，陈皮 6g，生甘草 6g。水煎服，日 1 剂。

六诊（10 月 8 日）：湿疹进一步好转，稍痒；受凉后便溏，日 3～4 次，口苦。舌红稍嫩，苔薄微黄，边有齿痕；脉沉细。

处方：生黄芪 20g，苍术 6g，生薏米 30g，茯苓 15g，厚朴 6g，金银花 10g，连翘 10g，白鲜皮 10g，地肤子 10g，黄连 6g，木香 6g，丹参 15g，藿香 6g，丹皮 6g，豆蔻 6g，白茅根 15g，三七 6g，白术 6g，防风 6g，生甘草 6g。水煎服，日 1 剂。

七诊（10 月 22 日）：湿疹基本无新发病灶，大便日 2 次，形质正常。舌嫩红，偏暗，苔白滑；脉细，左稍弦。

处方：生黄芪 20g，苍术 6g，生薏米 30g，茯苓 15g，白鲜皮 10g，忍冬藤 15g，连翘 10g，黄柏 6g，黄连 6g，木香 6g，丹参 15g，白茅根 15g，三七 6g，川牛膝 10g，防风 6g，藿香 6g，白术 6g，生甘草 6g。水煎服，日 1 剂。

八诊（12 月 31 日）：近一月来，湿疹基本无新发，稍痒；双下肢胫前皮肤苔藓样变明显减轻，皮损干燥脱屑好转，大便软，一日 2 次，白日汗出多（全身时觉燥热汗出）。舌嫩红偏暗，苔薄；脉细弦。生黄芪改为 30g，加黄精、地肤子，余同前方。

处方：生黄芪 30g，苍术 6g，生薏米 30g，茯苓 15g，白鲜皮 10g，忍冬藤 15g，连翘 10g，黄柏 6g，黄连 6g，木香 6g，丹参 15g，白茅根 20g，三七 6g，川牛膝 6g，防风 6g，藿香 6g，白术 6g，地肤子 10g，黄精 10g，生甘草 6g。隔日 1 剂，水煎服。

随访：停药 1 年，无复发。

【按语】湿疹是一种常见的皮肤病，属变态反应、炎症性皮肤病，病因复杂，可能有免疫、遗传、神经调节、环境等多种因素参与其中。本病的特点是皮疹多形，剧烈瘙痒，病因主要为风、湿、热，但有内、外之分。外因方面，以外湿为主，如坐卧湿地、居住卑湿、雨淋水渍等。关于内因方面，以脾、心、肝脏腑功能失调产生内湿、内热、内风为主。清朝《杂病源流犀烛·湿病源流》曰："湿之为病，内外因固俱有之。其由内因者，则脾土所化之湿，火盛化为湿热，水盛化为寒湿……其由外因者，则为天雨露，地泥水，人饮食与汗衣湿衫"。

李老认为，湿疹的病因病机首先归于先天禀赋不足，属于过敏体质；继而后天失其调养，饮食不节，伤及脾胃，生湿停饮，脾胃湿困，运化失司，水湿停滞蕴热，更兼体虚卫外不固，易感受六淫之湿。内外风湿热邪相搏，充于腠理，浸淫肌肤，则发为湿疹。总之，湿疹与风、湿、热邪相关。风善行而数变，风盛则痒，故湿疹发作瘙痒难忍，浸淫泛发；湿热化火则皮疹红肿、灼热；湿性黏腻重着，故病情迁延，反复发作；湿热蕴久则耗血伤阴，导致脾虚血燥，肌肤失养，或湿热郁于肌肤，耗血生燥，使气血运行不利，而致皮肤粗糙、角化、肥厚，缠绵难愈。故湿疹的治疗，应标本兼顾，既重视湿热的标象，更须重视脾失健运的根本原因。在治法的运用上，急则治其标；待湿热消退之后，则理脾化湿为治本之法，故慢性湿疹需标本兼治。

本例患者病程迁延日久，皮损复杂，瘙痒甚，风、湿、热俱重。李老针对性选药金银花、连翘、野菊花、白花蛇舌草类清热解毒；白鲜皮合地肤子，荆芥合防风祛风止痒；生薏米、滑石、草薢清热利湿；藿香、陈皮芳香运脾；生薏米、茯苓、苍术、白术类健脾燥湿，利水渗湿；丹参、当归、三七类活血养血；白茅根、玄参、丹皮、赤芍、生地黄类清热凉血，养阴生津。诸药合用，风湿热并除，气血并顾，标本兼治，当以奏效。尤其病情缓解后，方中加生黄芪、生晒粒首乌之属以针对患者脾肾不足之致病之本，以求巩固疗效，预防复发。

风湿疡

（急性湿疹）

邢某某，男，2岁7个月。2012年8月4日初诊。

主诉：身发红疹，瘙痒流水月余。

1月前患儿胸腹部出现红色丘疹，瘙痒，抓搔后皮疹增大，局部皮肤大片发红，逐渐延及腰部、躯干等处。曾在北京儿童医院诊为急性湿疹，给予药膏外用，疗效不佳。查：胸背皮肤轻度潮红，有散在红色小丘疹，自米粒大至高粱米粒大小不等，部分融合成片，为指盖至硬币大小的斑块状浸润性皮肤损害，界限清楚，夹杂小水泡，部分丘疹顶部抓破，有少量渗出液及结痂。患儿平素易流涎，发成穗，易咽痛（每年多次因化脓性扁桃体炎而抗生素输液治疗），二便调，纳谷不馨。舌嫩红，苔中厚黄白；脉弦细。

中医诊断：风湿疡（湿热蕴结，脾胃虚弱）。

西医诊断：急性湿疹。

治法：疏风清热除湿，佐以凉血，兼以运脾。

处方：桑白皮6g，黄芩6g，连翘6g，金银花6g，芦根10g，白茅根10g，焦三仙各6g，炙内金3g，陈皮3g，赤芍3g，蝉蜕3g，熟大黄6g，川贝母3g，浙贝母3g，生甘草3g。水煎服，日1剂。

二诊（8月11日）：湿疹无新发，色泽减淡，纳可，便调。舌尖红，苔中后黄厚；脉细。前方去熟大黄，加生地黄6g。

处方：桑白皮6g，黄芩6g，连翘6g，金银花6g，芦根10g，白茅根10g，焦三仙各6g，炙内金3g，陈皮3g，赤芍3g，蝉蜕3g，生地黄6g，川贝母3g，浙贝母3g，生甘草3g。水煎服，日1剂。

【按语】湿疹是婴幼儿夏秋季节的一种常见皮肤病，发病与患儿体质相关，"脾虚为发病之先决条件"。肌腠不密，卫外不固，外邪容易侵入，风、湿、火热之邪乘虚内入；兼之患儿多饮食不节，食用腥发动风之物，伤及脾胃，脾失健运，湿热蕴生。内外相干，相互搏结，乃病所由来。皮红起疹，多属火盛，桑白皮合黄芩，金银花合连翘清热泻火解毒，芦茅根清热泻火，兼生津凉血；瘙痒灼热，多为风邪，治以蝉蜕祛风热，透疹止痒；肿而浸淫，融合成片，渗出液少，湿邪不盛，以陈皮健脾燥湿，合桑白皮、黄芩清热燥湿以清利湿热，川浙贝清热散结消肿；湿疹总归血热，且治风须先治血，清热凉血之品必不可少，李老以生地黄合赤芍以清热凉血；焦三仙合内金，健脾助运，恢复脾胃之功能。初诊以熟大黄加强清热解毒、健脾通腑排毒之功，但究因苦寒不宜多用。诸药合用，疏风清热，除湿止痒，兼凉血、运脾，标本兼顾，疗效明显。

随侍李老左右多年，深刻体会其治疗湿疹，尤其重视标本兼治，既重视湿热之标象，更重视脾不运湿的根本原因。临证常在清热疏风、利湿止痒的方剂中，佐以焦三仙、炙内金、苍白术、薏苡仁之类以健脾化湿，使脾胃强健，机体内部的运化功能恢复正常，方为治疗本病的根本所在。

肺风粉刺
（痤疮）

高某，女，38 岁，证券工作者。2012 年 2 月 13 日初诊。

主诉：颜面起疹反复发作 3 年余，加重半年。

自述 3 年前开始面部痤疮反复，此愈彼起，以面颊部为主，面部皮肤油腻，近半年加重，并伴月经周期紊乱，时提前时错后，但以错后为多，行经腹痛，带下色黄量多，有异味。眠差，口苦，时觉头晕头痛，二便正常，纳可。查：两面颊多发红色毛囊性丘疹，额头少许，周围炎性红晕，部分脓头、囊肿、结节，颜面脂溢。测 BP 130/100mmHg。曾于某西医院查雌激素：水平低于正常。孕 2 产 1，2010 年 9 月小产后，出现下肢麻木，连及小足趾冷痛至今。舌暗红，边尖红，苔黄；脉细数。

中医诊断：肺风粉刺（肺胃热盛，兼肝火）。

西医诊断：痤疮。

治则：清肺胃火，兼清肝平肝。

处方：桑白皮 12g，黄芩 10g，连翘 12g，夏枯草 10g，生地黄 20g，玄参 12g，郁金 10g，枳壳 10g，清半夏 10g，橘红 10g，白术 10g，天麻 10g，蒺藜 20g，钩藤 15g，杭白菊 12g，合欢皮 15g，首乌藤 20g，百合 12g，生牡蛎先30g，生甘草 6g。水煎服，日 1 剂。

二诊（2 月 18 日）：药后无新发皮疹，原皮疹色转淡，脓头消失，结节稍变软，自觉矢气多，便软。近 1 周因出差异地，睡眠差。舌暗红，边尖红，苔黄；脉弦细。守原方继服。

三诊（3 月 5 日）：大便正常，矢气明显减少，腹胀隐隐，面部皮疹无新发，原皮疹大部分消退，颜面脂溢明显减轻，黄带量减少。舌嫩红，舌尖红，苔黄；脉弦细。患者腑气不通，湿热邪毒难以排出，酌情加苦杏仁、炒莱菔子、大腹皮、熟大黄、全瓜蒌类，宣肺降气，润肠通腑，以排邪毒；土茯苓、金银花、制首乌清热解毒燥湿，兼固涩，治带下。

处方：桑白皮12g，黄芩10g，苦杏仁10g，炒莱菔子10g，全瓜蒌30g，清半夏10g，大腹皮10g，土茯苓20g，金银花20g，枳壳10g，郁金10g，熟大黄10g，制首乌12g，白茅根30g，生地黄20g，夏枯草10g，丝瓜络6g，川贝母6g，浙贝母6g，生牡蛎先30g，生甘草6g。水煎服，日1剂。

四诊（3月12日）：暗疮明显消退，无新发病灶，黄带较前减少，异味减轻，睡眠明显好转，大便日1次，排便畅。正行经第一日，无痛经。舌尖红，嫩红，苔薄白；脉弦细。前方虽未用安神药物，以苦杏仁、大腹皮、熟大黄类通腑气而达到改善睡眠之功。前方加减继服，去炒莱菔子、丝瓜络、生牡蛎，加北沙参、丹参、玄参，土茯苓加至30g。

处方：北沙参12g，桑白皮12g，黄芩10g，苦杏仁10g，全瓜蒌30g，清半夏10g，大腹皮10g，土茯苓30g，金银花20g，枳壳10g，郁金10g，熟大黄10g，制首乌12g，白茅根30g，生地黄20g，夏枯草10g，川贝母6g，浙贝母6g，玄参12g，丹参15g，生甘草6g。水煎服，日1剂。

五诊（3月19日）：述本周虽出差外地，工作压力大，但暗疮无新发，睡眠佳，带下基本正常，无异味。舌偏瘦，舌尖红；脉弦细。守前方，加野菊花12g，加强清热解毒消疮之功。

六诊（4月9日）：两颊暗疮基本消失，带下色白，少量，眠可，便调。舌红，薄黄苔；脉细弦。巩固治疗1周。

处方：黄芩10g，蒲公英15g，连翘12g，白花蛇舌草20g，桑白皮12g，全瓜蒌20g，夏枯草10g，玄参12g，熟大黄10g，合欢皮15g，首乌藤20g，生薏米30g，土茯苓30g，制首乌10g，金银花20g，橘红10g，川贝母6g，浙贝母6g，白茅根20g，丝瓜络 6g，生甘草 6g。水煎服，日 1 剂。

【按语】痤疮是一种毛囊皮脂腺的慢性炎症性皮肤病，好发于青年，主要发生于颜面部，甚则前胸、后背等处，多表现为黑头粉刺、丘疹、脓包、结节、囊肿等多种皮损并见，与中医文献记载的"肺风粉刺"一致，《医宗金鉴·外科心法》记载："此证由肺经血热而成，每发于面鼻，起碎疙瘩，形如黍屑，色赤肿痛，破出白粉汁"。西医学认为痤疮的产生，主要与性激素水平、皮脂腺大量分泌、痤疮丙酸杆菌增殖，毛囊皮脂腺导管的角化异常及炎症等因素相关。而李老认为，本病多因肺胃壅热或肠胃湿热，熏蒸面部而发病。另外由于现代人生活节奏快，学习工作压力大，往往会导致肝气郁结、肝火上炎，会加剧本病之发作。故组方用药以桑白皮、黄芩、金银花、连翘、炙枇杷叶清肺胃热；因本案患者从事证券行业工作，平素工作压力尤其之大，故肺胃蕴热同时，兼肝郁、肝热、肝阳上亢之征，酌加夏枯草、杭白菊清肝平肝，郁金、枳壳疏肝理气活血，天麻、钩藤、蒺藜平肝。肺胃肝诸脏并治的同时，酌情以生地黄、玄参清热凉血养阴，半夏合橘红除痰湿，合欢皮合首乌藤、百合之类解郁宁心，和血消肿止痒，并兼改善睡眠，生牡蛎软坚散结，消散结节、囊肿类皮损。同时嘱患者治疗期间要节制饮食，忌食辛辣刺激、肥甘厚味之品，调畅情志，生活规律。调治并进，方能显效。

肺风粉刺，酒渣鼻
（寻常性痤疮，玫瑰痤疮）

杨某，女，36 岁。2012 年 4 月 5 日初诊。

主诉：颜面起疹、鼻头红斑兼黑头反复发作 3 年。

3 年前开始出现颜面起疹、红斑，反复难愈，伴轻度瘙痒。平素易困乏，月经正常，行经前乳房胀痛，带下色白，清稀量多，二便正常。查见：前额、面颊、下颌部红色毛囊性丘疹，以下颌为重，偶见脓头；鼻头黑头粉刺，周围红斑，毛孔粗大；颜面脂溢。舌质暗，苔薄黄腻；脉沉细。

中医诊断：肺风粉刺，酒渣鼻（肺胃热盛，气血壅滞）。

西医诊断：寻常性痤疮，玫瑰痤疮。

治则：清热泻火解毒，兼凉血活血。

处方：枇杷清肺饮加减。桑白皮 10g，黄芩 10g，苦杏仁 10g，炙杷叶 10g，白花蛇舌草 20g，蒲公英 15g，连翘 12g，丹参 15g，藿香 10g，佩兰 6g，白芷 6g，郁金 10g，枳壳 10g，白茅根 20g，玄参 12g，熟大黄 10g，生地黄 20g，生甘草 6g。水煎服，日 1 剂。

二诊（4 月 12 日）：面部暗疮较前明显好转，精神佳，LMP：4 月 5 日，经前乳房胀甚，大便日 2 次，质软。舌嫩，苔黄白；脉沉细。前方继服。

三诊（4 月 26 日）：暗疮偶新发，鼻头颜色变浅。大便日 2 次，排便畅。舌淡苔薄；脉细弦。前方去苦杏仁、藿香、佩兰、白芷，加夏枯草、丝瓜络。

处方：桑白皮 10g，黄芩 10g，白花蛇舌草 20g，蒲公英 15g，连翘 12g，炙杷叶 15g，夏枯草 10g，郁金 10g，枳壳 10g，生地黄 20g，白茅根 20g，玄参 12g，熟大黄 10g，丝瓜络 6g，丹参 15g，生甘草 6g。水煎服，日 1 剂。

四诊（5 月 10 日）：面部暗疮偶发，鼻尖红，心悸时发，大便日 2 次。带下黄白清稀，无瘙痒。舌红，偏暗；脉沉弱。暗疮之症明显好转，前方去白花蛇舌草、蒲公英、夏枯草、枳壳、生地黄、玄参、丝瓜络；加桑寄生、续断、生薏米、山药、萆薢、土茯苓、制首乌、金银花、白芷，以加强健脾补肾、渗湿止带之功。

处方：桑寄生 10g，续断 10g，生薏米 30g，山药 20g，萆薢

10g，土茯苓 30g，制首乌 10g，金银花 20g，连翘 12g，炙杷叶
10g，白茅根 20g，桑白皮 10g，黄芩 10g，熟大黄 10g，丹参
15g，郁金 10g，白芷 6g，生甘草 6g。水煎服，日 1 剂。

五诊（5 月 24 日）：诸症明显好转，面色润泽，暗疮少发，
鼻尖红，大便日 1 次，白带少量。寒凉饮食后两侧少腹胀痛感。
舌尖红，苔白微黄；脉沉细。带下明显好转，前方去健脾补肾、
渗湿止带之品，加玄参、生地黄、夏枯草、全瓜蒌、芦根等清热
凉血之品，巩固暗疮治疗效果。

处方：桑白皮 12g，黄芩 10g，玄参 10g，夏枯草 10g，连翘
12g，炙杷叶 10g，丹参 15g，生地黄 20g，全瓜蒌 30g，郁金
10g，枳壳 10g，熟大黄 10g，白茅根 20g，芦根 10g，藿香 10g，
青蒿 10g，萹蓄 10g，丝瓜络 6g，白芷 6g，生甘草 6g。水煎服，
日 1 剂。

六诊（6 月 7 日）：前症好转，面色润泽，暗疮偶发，鼻红
色浅淡，带下少量。舌尖红，苔黄白；脉沉细弦。大便日 2 次，
成形。前方加银柴胡 10g。

七诊（6 月 21 日）：前症好转，无新发暗疮。LMP：6 月 5
日，带经 1 周，月经净后白带多，清稀有味，小腹坠胀感。舌暗
红，苔黄白；脉细弦。组方在清热泻火、凉血活血治疗暗疮的基
础上，加味土茯苓、制首乌、金银花、白鲜皮、地肤子、丹参以
清热渗湿、补肾止带。

处方：桑白皮 12g，黄芩 10g，连翘 12g，炙杷叶 10g，夏枯
草 10g，郁金 10g，枳壳 10g，熟大黄 10g，白茅根 30g，土茯苓
30g，制首乌 10g，金银花 20g，萹蓄 10g，白鲜皮 10g，地肤子
10g，白芷 6g，丹参 15g，生甘草 6g。水煎服，日 1 剂。

随访：药后面部暗疮无新发，带下少量，小腹无不适，随访
1 年，面部暗疮偶发。

【按语】随李老侍诊，临床所见暗疮患者，年龄三四十岁间

常见，亦不乏年至四五十者。现代医学认为暗疮主要与内分泌功能紊乱有关，而中医多认为肺胃蕴热。尚需注意因社会压力增大，现代人往往肝气郁结，肝火内生，女性易影响经带，或肝脏排毒能力减弱，湿热毒邪蕴结。枇杷清肺饮（枇杷叶、黄柏、黄连、人参、甘草、桑白皮、连翘、白芷、当归）出自《外科大成》，为治疗肺风粉刺之方，李老常用其加减治疗有显著效果，多以黄芩易黄柏、黄连，减轻苦寒之性，更以清肺为重；并去人参之温补助热。李老每每治疗暗疮，多给予清肺胃湿热之桑白皮、黄芩、炙枇杷叶、连翘等合用。若患者素体阳热盛，红疹脓头明显，则伍以大量清热解毒之品，如金银花、蒲公英、白花蛇舌草、野菊花等并配以清阳明腑热的熟大黄、全瓜蒌，共奏清泄肺胃蕴热之功效。若以毒热蕴结为特点，面红、疹红，并有多数脓疱，疼痛明显者，方中需加生地黄、玄参、丹皮、赤芍、丹参类凉血解毒之品。女性患者，尤其重视问诊经带，冲任不调是面部暗疮的重要原因。本案伴有带下，病起于肝脾。肝失疏泄，气机不利，往往导致脾失健运，湿浊下注而为带下。故治疗生薏米、山药、萆薢、土茯苓、白芷等健脾渗湿，并以郁金、枳壳、当归、丹参等疏肝理气、活血调经。

现代医学证明，桑白皮、黄芩、连翘类可降低毛细血管的通透性，减少炎性渗出，黄芩尚可降低垂体分泌促性腺激素的作用；而丹参、当归有较强的抗感染能力，并可调节内分泌紊乱。故临床治疗是以中医理论为指导，并结合现代病因学和药理研究遣方用药，治疗痤疮才能取得显著疗效。

［附］

继承弘扬中医，忠心为民

——李世增教授谈中医人才培养

一、我的习医之路

本人生于一个半农半医的家庭，家住北京市西北郊的农村，祖父毕业于华北国医学院，跟师孔伯华先生，但不幸中年早逝。伯父在药店学徒，自学成医，在西北郊青龙桥开一小药铺坐堂，经常为香山慈儿院送医送药，人们尊称其为"益山"先生。我自幼常到伯父药店里去，学习抓药、碾药等活计，伯父让我诵读《药性赋》、《医学三字经》等医学启蒙读物，但读而不甚理解。我的祖母精明强干，善于助人，在祖父的影响下，她常用一些简单的土办法帮助他人治病，比如用大麻子和萝卜秧砸碎搓成团，搓背治疗感冒发烧；用曼陀罗的果实煎水喝，为邻居大爷治疗喘病；用指甲草子（急性子）为女孩治疗月经痛；用马齿苋、刺儿菜（小蓟）煎汤治疗痢疾。1949 年解放军围城北京，住在村里的一位姓韩的解放军排长得了痄腮，疼痛难忍，祖母用花椒树下的泥土加井水外敷，不到 7 天的时间病就好了，离别时他抱着祖母感激不已。在那贫寒的年代，父母希望我能继承祖辈行医之业，1960 年高中毕业后，我考取了北京中医学院。

二、中医是中华灿烂文化的瑰宝

中医是中华灿烂文化的一部分，中医学是中华民族独创的一套医学体系，它的理论是建立在朴素的辨证唯物论基础上，以阴阳五行为其指导思想，以人与自然统一的整体观为其出发点，以脏腑、经络、气血、津液学说为理论核心，以医疗实践为依据，以辨证论治为治疗原则。

在西医未传入中国以前的数千年，中医为中国人民的健康及中华民族的繁荣昌盛做出了巨大贡献。经过数千年的不断实践和总结、提高而流传至今，且具有强大的生命力。新中国成立以来的六十年来，中医教育、医疗、保健等诸多方面都取得了巨大的成就，尤其在中医人才培养方面。目前，名医经验传承工作室站的建设，更为中医培养各方面人才创造了更为有利的条件。作为一名中医工作者，必须珍惜、抓住这一机遇，为继承弘扬中医事业，为培养好中医人才尽职尽责，忠心为民，把工作做好。

三、救死扶伤是学习中医的目的和动力

学习中医的目的，是为了救死扶伤，保护人民的健康。因此，必须从解除病人的痛苦出发，激发自己的事业心，认真学习，精益求精，掌握真实本领，忠心为民。历史上许多医家，多在"感往昔之沧桑，伤横夭之莫救"的严酷社会现实面前，认识到"医乃身之性命之学，坐而言，即当起而行"的重要性，激起"博览群书，寝食俱废"的学习精神，而要想胜任"人之安危系于一医"的重大责任，必须深入细致、刻苦钻研，具备真才实学。反之，学习是为了达到个人的名利，甚而不良的目的，马虎敷衍，或一知半解，自以为是，华而不实，夸夸其谈，就有贻误病情、草菅人命的危险。亦有人云，中医治病"安全"，此话非也。无论中医、西医，致使病者"不死于病，而死于医"，都会造成不良的后果。

在祖国医学发展的历史长河中，每一代中医都有不容推卸的责任。解放前，中医界的先辈们与反动派的压迫做抗争，对偏见者的歧视不动摇，在存亡、兴衰、磨难中迎来了国家的解放，为民族保存、继承、丰富了中医学这一珍贵的遗产。现在，我们正处在社会安定、思想解放、科学昌盛的历史大好时期，只要我们

勤奋而能持久，善于继承而又勇于创新，中国医学将以更绚丽的身姿，挺立于世界医学之林。

四、读经典，抓精粹，勤临床

无论是哪一种学习之路，要想学好中医，要想成才，总离不开读书，中医著作汗牛充栋，一个人的时间、精力有限，欲有所成，须选择浏览、粗读、细读、攻读。对主要经典著作要扎扎实实地下功夫读熟它、背诵它、嚼透它、消化它，"书读百遍，其义自见"。

20世纪70年代，我在内蒙古一矿区基层医院门诊时，曾遇一位四十余岁的病人，当时被丈夫搀扶而来，诉说头痛难忍，头抬不起来，眼不欲睁，眼窝深陷。观察期间，我突然想起《内经》里讲的"头倾视深，精神将夺也"。顿时提高了警惕，护送病人到上一级医院检查，诊断为蛛网膜下腔出血，虽经积极救治，也未能挽回生命。通过此案说明，记熟、背熟中医经典的一些重要内容，临证时就能犹然而出，对病人的诊断、治疗都会有很大的帮助。

中医学的《内经》、《伤寒论》、《金匮要略》、《温病》这四部著作是中医的敲门砖，尤其是《内经》所论述的阴阳部分，是在说明世界最一般、最普遍的联系，而五行是在刻画事物的结构关系及其运动方式。中医学的许多理论之所以具有巨大的生命力，直至今天，仍具有指导实践意义，其重要原因之一，正在于里面贯穿着朴素的对立统一学说和系统论，这正是需要我们努力发掘、整理提高、继承发扬的内容。所以要学习中医，首先要学好《内经》，通过对《内经》的认真学习，打好理论基础，对中医的其他著作会有更深一步的理解。例如，读仲景的《伤寒论》便知道三阳三阴辨证是源于《素问·热论》，但《热论》的三阳三阴仅有表里之别，并无寒热虚实之分，而仲景的三阳三阴是表里、寒热、虚实无所不包，这是医圣张仲景的发挥。学好《内经》，打下中医学的理论基础，再学习临床各科，参看各医家有关著作，才能事半功倍。这种治学方法，也是中医先辈们的学习经验总结。

临床看病是医生的本职，实践是检验所学理论知识的一面镜子，俗话说"实践出真知"。培养中医人才，有两种情况应当警惕：一是从书本到书本的"教书匠"，下临床实践只是蜻蜓点水；另一种是背一点汤头歌诀，识一点药性，就自称"神医"，伸手平脉就一切便知，这种情况不仅对患者不负责任，更会毁灭中医事业。

中医书本上的论述是经过条理化、系统化的，与临床实际不可能处处吻合，不能对号入座，所以就有理论与临床相结合的问题，这就是所谓"勤临床"的重要所在。疾病虽然千变万化，但有其规律可循；症状虽千差万别，真假混杂，用四诊、八纲细心诊定，结合分析，是能摒去假象，抓住关键，认清病证的。所以，在临床学习中，不但要学习老师的选方遣药，更重要的是要学习老师对疾病的辨证、立法、选方用药的理论依据。如果只知抄录一方一药，忽视用理论去指导临床，可能就会成为以药试病，或"头痛医头"的医生。

有了一些临床实践后，更需注意理论的学习，用理论进一步指导实践，再以实践来验证理论的正确与否。所谓的"灵活运用"，是在大的原则法度指导下，选择最合适的具体方药。孙真人说"胆欲大而心欲小，智欲圆而行欲方"，孟轲说"不以规矩不能成方圆"，即是此理。

五、应汇通各家之长，与时俱进，重在创新

学习中医，无论从事哪一门专科，万事不离其宗，还是要选择必读书和参考书，学习各家之长。历代积累下来的医学书籍，若不重点加以选择，因精力有限，若兼收并蓄，多莫衷一是，难以收效。总之，无论是初学者，还是有一定临床经验的医生，有些书还是应该经常读、反复读，结合实践，会受益很大。下面简单介绍一些中医必读书和参考书籍，供参考。

（一）中医学院（大学）教材

全国中医学院统编教材 1～6 版，以及十一五、十二五普通高校规划教材，从基础理论到临床各科，反映了中医学的本来面目，归纳了历代发展的主要内容，理法方药平正全面，学术理论观点统一并以现代语言为主体编写，初学者可按先基础后临床的次序，仔细阅读，同时参考历代名著有关内容，通读以后，再以临床到基础进行复读，会收益很大。

（二）选读参考医著

经典医著或后世医著，都应在通读的基础上，重点选择主要内容加以熟读，后世的注释应以参阅为主，将其中注释论述精粹的内容归纳后，亦可熟读。

1.《内经》

在通读的基础上，重点熟读或详读一些重要的专论，如阴阳、脏象、经络、病机、治则等有关内容。参读医著可选：

①　薛生白《医经原旨》

②　徐灵胎《内经诠释》

③　张景岳《类经》

④　李中梓《内经知要》

2.《难经》

为解释《灵枢》、《素问》之疑难而设问，可结合《内经》学习，侧重理解、记忆其理论原理。

3.《伤寒论》

全部条文应该熟读、细读，并结合临床加深理解。参考医著可选：

①　柯琴《伤寒来苏集》

②　陈修园《伤寒论浅注》

③ 陈修园《长沙方歌括》

4.《金匮要略》

论杂病证治的专著，原文应熟读、细读，并结合临床加以详细理解。参考医著可选：

① 尤在泾《金匮要略心典》

② 陈修园《金匮要略浅注》

③ 陈修园《金匮方歌括》

④ 秦伯未《金匮要略简释》

5.《温病学》

以王孟英《温热经纬》和吴鞠通《温病条辨》为必读书，并结合临床，加深理解。参考医著可选：

① 叶天士《温热论》

② 薛雪《温热病篇》

③ 陈平伯《温热病指南集》

④ 章虚谷《医门棒喝》

内、妇、儿杂病的历代著作很多，以参阅为主，下面选的医著可参读：

1. 汉唐时期

① 巢元方《诸病源候论》

② 孙思邈《千金方》

③ 王焘《外台秘要》

2. 宋金元时期

① 张子和《儒门事亲》

② 刘河间《河间医学六书》

③ 朱丹溪《丹溪心法》

④ 朱丹溪《脉因证治》

⑤ 李东垣《东垣十书》

⑥ 陈自明《妇人大全良方》

3．明清时期

① 徐春甫《古今医统正脉全书》

② 张景岳《景岳全书》

③ 王肯堂《六科证治准绳》

④ 张石顽《张氏医通》

⑤ 徐灵胎《医学源流论》

⑥ 喻昌《医门法律》

⑦ 林佩琴《类证治裁》

⑧ 傅山《傅青主女科》

⑨ 沈金鳌《杂病源流犀烛》

⑩ 吴谦《医宗金鉴》之"杂病心法要诀"、"妇科心法要诀"、"幼科杂病心法要诀"、"外科心法要诀"。

4．中药、方剂可参考书目

① 李时珍《本科纲目》

②《神农本草经》

③ 李士材《本经逢源》

④ 陈修园《时方歌括》

5．医案医话

① 喻昌《寓意草》

② 徐大椿《慎疾刍言》

③ 徐大椿《洄溪医案》

④ 叶天士《临证指南医案》

⑤ 江瓘《名医类案》

时代在前进，社会在发展变化，在不同的历史时期，中医出现了很多著名医家，他们的出现都与当时的历史状况有着密切的关系，如汉代的医圣张仲景，金元时期的李东垣，明清时代的吴鞠通，他们都为当时人们的健康事业做出了卓越的贡献。

在科学高度发展的今天，社会环境发生了极大的变化。同时，社会的复杂化，生活习惯的变化，社会压力，使现今社会疾病的种类也发生了极大的变化。据有关报道，我国慢性病患者，现已超过2.6亿，因慢性病导致死亡者已占总死亡人数的85%。脑血管疾病、癌症、呼吸系统疾病和心脏病位列城乡死因的前四位，45%的慢性病患者死于70岁之前，全国因慢性病过早死亡人数占总死亡人数的75%。慢性病严重损害国民健康，事关全局的重大民生问题。社会的需求，人民的希望，给医学界，包括中医界予以巨大的要求和挑战。我们每一个医务工作者都必须在这新的历史时期与时俱进，在预防、治疗、保健等诸多方面，要有新的措施和方法，这是人民的要求、时代的责任。

在医德方面，作为一个医生，治医之时，有两点至为重要：一是治学方面，要忠实于学术真理，真正系元以命；二是临证方面，要忠诚地对病人负责。只有这样，才能认真热情地对待患者，谦虚诚挚地对待同道，勇敢无畏地坚持真理，实事求是地对待成败。至于带徒弟和学生，更要以身示教，弘扬医德、医术、医风。师长是学生的一面镜子。现今的学生，他们思维敏捷，接受新事物快，青出于蓝而胜于蓝！

总之，本人的学知和医术，距人民的希望与要求还差之千里，永记干到老，学到老，学无止境，要立足创新，为祖国医学事业，争取做出新的贡献。

李世增

2012年8月10日